DIE TUBERKULOSE UND IHRE GRENZGEBIETE IN EINZELDARSTELLUNGEN

BEIHEFTE ZU DEN BEITRÄGEN ZUR KLINIK DER TUBERKULOSE UND SPEZIFISCHEN TUBERKULOSEFORSCHUNG

HERAUSGEGEBEN VON

L. BRAUER-HAMBURG UND **H. ULRICI**-SOMMERFELD

BAND 3

ANATOMISCHE UNTERSUCHUNGEN

ÜBER DIE

TUBERKULOSE DER OBEREN LUFTWEGE

VON

DR. PAUL MANASSE

O. Ö. PROFESSOR AN DER UNIVERSITÄT UND VORSTAND DER KLINIK
FÜR OHREN-, NASEN- UND KEHLKOPFKRANKE IN WÜRZBURG

MIT 62 ABBILDUNGEN

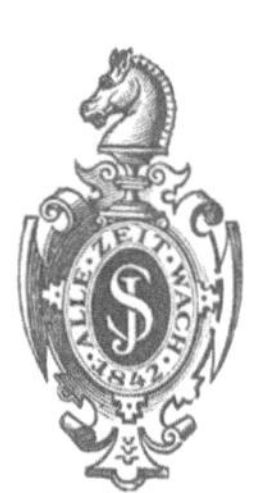

SPRINGER-VERLAG BERLIN HEIDELBERG GMBH

1927

COPYRIGHT 1927 BY SPRINGER-VERLAG BERLIN HEIDELBERG
ORIGINALLY PUBLISHED BY JULIUS SPRINGER IN BERLIN 1927
Softcover reprint of the hardcover 1st edition 1927

ISBN 978-3-642-88943-1   ISBN 978-3-642-90798-2 (eBook)
DOI 10.1007/978-3-642-90798-2

Vorwort.

Veranlassung zu der folgenden Abhandlung ist ein Referat gleichen Titels, welches der Verfasser in Hamburg 1926 auf dem Kongreß deutscher Hals-, Nasen- und Ohrenärzte zu halten hatte. Dieses Referat soll als Grundstock dieser Arbeit dienen und wird zum Teil wörtlich wiederholt werden. Es war aber in dem einen Jahr, welches zur Anfertigung des Referates zur Verfügung stand, nicht möglich, das große Material, welches sich angesammelt hatte, aufzuarbeiten. Das ist jetzt geschehen und hat Ergebnisse gezeitigt, die geeignet erscheinen, alte Ansichten zu korrigieren und neue Tatsachen zu bringen. Verfasser folgte deshalb gern der Aufforderung, diese Ergebnisse in monographischer Form zu veröffentlichen in der Erwartung, daß es nicht nur für den pathologischen Anatomen, sondern vielleicht auch für den Kliniker von Interesse wäre, die genauen Veränderungen bei der Tuberkulose der oberen Luftwege kennen zu lernen.

Auch heute sei allen Kollegen, die das anatomische Material für diese Untersuchungen in freundlichster Weise zur Verfügung stellten, der herzlichste Dank ausgesprochen. Von ihnen seien mit besonderer Anerkennung genannt die Herren Geheimrat M. B. SCHMIDT-Würzburg, Prosektor Dr. GERLACH-Hamburg, Sanitätsrat Dr. MANN-Dresden und Dr. COHEN-Köln-Mülheim.

Was die *Technik* anbelangt, so wurde hier Wert darauf gelegt, daß die Schnitte fast immer durch den *ganzen* Larynx gingen, sei es in horizontaler, frontaler oder sagittaler Richtung, nur selten wurden kleinere herausgenommene Stückchen zur Untersuchung herangezogen. Aus diesen Bemerkungen erhellt schon, daß die Untersuchungen im wesentlichen Kehlköpfe betrafen, doch wurden auch nach Möglichkeit Nase, Nebenhöhlen, Rachen und Trachea untersucht.

Würzburg, 1. Mai 1927.

MANASSE.

Inhaltsverzeichnis.

Einleitung.

Wenn wir die große Reihe der Publikationen über die Tuberkulose der oberen Luftwege betrachten, wird es uns auffallen, wie wenig diese Arbeiten über die *pathologische Anatomie* dieser Erkrankung enthalten im Gegensatz zu den *klinischen* Erscheinungen, welche in großer Ausführlichkeit dargestellt sind. Und doch bieten gerade die anatomischen Untersuchungen hier sehr viel des Interessanten, so daß es sich wohl lohnt, an der Hand eines großen Materiales die anatomischen Veränderungen zu erforschen und zu schildern.

Eine genauere Literaturangabe sei dem Leser erspart, es seien nur einige Arbeiten herangezogen, welche besonders bemerkenswert erscheinen.

Von älteren Publikationen scheinen hierzugehörend die Arbeiten von E. FRÄNKEL, welche geradezu als klassisch zu bezeichnen sind; das gleiche gilt von dem Artikel von ORTH in seinem bekannten Handbuche. Von neueren Arbeiten erwähne ich zuerst die Schilderung von BLUMENFELD in dem Handbuche der Chirurgie des Ohres und der oberen Luftwege sowie verschiedene andere, welche weiter unten genannt werden. Die neueste Publikation über diesen Gegenstand ist diejenige von IMHOFER.

Die erste Arbeit von E. FRÄNKEL beschreibt in den Kehlkopfmuskeln der Phthisiker eine ausgedehnte Atrophie der Muskelfasern und reichliche Entwicklung der zelligen Elemente des Bindegewebes im Innern der Muskeln. Eine zweite Arbeit desselben Autors beschäftigt sich in erster Linie mit dem Nachweis von *Tuberkelbacillen* in den krankhaft veränderten Partien der Kehlköpfe von Phthisikern, bespricht aber auch zum Teil wenigstens die feineren mikroskopischen Veränderungen des Gewebes. Bei den makroskopisch sichtbaren Geschwüren fand er im mikroskopischen Bilde öfters das Epithel erhalten und keinen in das eigentliche Schleimhautgewebe dringenden Substanzverlust. Nicht immer fand er spezifisch-tuberkulöse Veränderungen, so an einem schüsselförmigen Geschwür des Processus vocalis einen Defekt, der stellenweise die Tunica propria durchbricht, darunter kleinzellige Infiltration bis zum Perichondrium *ohne* spezifische Veränderungen, aber außer anderen Mikroorganismen Tuberkelbacillen. Derartige Geschwüre mit kleinzelliger Infiltration ohne regressive Veränderungen und ohne tuberkelähnliche Knötchen hat er mehrfach gefunden. Die Plattenepithelien fand er in eigentümlicher Weise aufgefasert mit körnigem Zerfall ihres Kerns und Umwandlung des Protoplasmas in eine ganz helle homogene Masse. FRÄNKEL ventiliert sehr intensiv die Frage nach der Natur der kleinen Geschwüre auf den Processus vocales, die ja HERYNG schon vor ihm erörtert hatte. Er hat 5mal Substanzverluste an den Processus vocales im Larynx von Schwindsüchtigen notiert. Nur in *einem* Falle fand er echte Tuberkel mit richtigen Riesenzellen, sonst fand er einfache Erosionen mit stärkerer oder schwächerer kleinzelliger Infiltration. Trotzdem erklärt er den Prozeß als spezifisch, weil er in allen bis auf zwei im Bereich der erkrankten Stelle Tuberkelbacillen nachweisen konnte. Da das Epithel, wenn auch verändert, so doch oft erhalten war, nimmt er an, daß die Bacillen zwischen die Epithelien eingedrungen sind und erst weiterhin auch die tieferen Gewebslagen durchsetzen. Jedenfalls ist das Fehlen des Epithels nicht als notwendige Vorbedingung für die Ansiedelung der Tuberkelbacillen im Gewebe anzusehen. Demnach spricht er sich auch gegen KERKUNOFF aus, welcher die Ansicht vertritt, daß die Infektion des Larynx durch Einschleppung der Bacillen auf dem Blut- und Lymphwege erfolge. In einer Fußnote sagt FRÄNKEL, daß er den Ausdruck tuberkulöse Larynxaffektion rein ätiologisch gebrauche, in anatomischer Beziehung handle es sich ja nicht immer um Veränderungen, welchen diese Bezeichnung zukommt. Bezüglich der Frage der sekundären Infektion mit Staphylokokken und Streptokokken gibt er zu, daß diese in einer Reihe von Fällen Platz greifen, den wesentlichen Faktor für die Entstehung und weitere Entwicklung der tuberkulösen Veränderungen im Kehlkopf sieht er aber in der Ansiedlung der Tuberkelbacillen. Bei den Mischinfektionen, die FRÄNKEL unter 18 Fällen 13mal nachweisen konnte, hält er die Einwanderung von Staphylo- und Streptokokken stets für sekundärer Natur, weil man die Tuberkelbacillen immer noch in tieferen Gewebsschichten antrifft als jene. Auch in den als lenticuläre oder aphthöse Ulcerationen bezeichneten Geschwüren gelang es FRÄNKEL regelmäßig Tuberkelbacillen nachzuweisen; er bezeichnet sie deshalb als echte tuberkulöse, zumal da er in 3 der 18 Fälle 2mal typische riesenzellenhaltige Tuberkel und einmal nekrobiotische Veränderungen in der Mucosa gefunden hat. Eine erhebliche Beteiligung der acinösen *Schleimdrüsen* hat FRÄNKEL nicht nachweisen können.

Vor die Frage gestellt, ob *alle* in den Kehlköpfen schwindsüchtiger Individuen auftretende Krankheitsprozesse pathogenetisch durch Tuberkelbacillen veranlaßt sind, oder ob sich manche derselben auch ohne Zutun der letzteren entwickeln, ist er der Ansicht, daß nur in einer verschwindenden Anzahl von Fällen die pathologischen Zustände mangels des Befundes von charakteristischen anatomischen Zuständen und Tuberkelbacillen als *nicht spezifische* anzusehen sind. Er stellt diese Veränderungen den bei Typhus als mykotische Epithelnekrosen bezeichneten Prozessen an die Seite.

ORTH hält die kleinsten Geschwüre zwar auch im strengsten Sinne für tuberkulöse, will jedoch das Vorkommen von Ulcerationen, welche nicht aus Tuberkeln hervorgehen, nicht leugnen, läßt aber die Möglichkeit zu, daß auch sie *ätiologisch* mit den echt tuberkulösen übereinstimmen.

BLUMENFELD schildert ziemlich genau den feineren Bau und die Lage des Tuberkels mit vorzüglichen Abbildungen. Die kleinzellige Infiltration betreffe nicht allein die nächste Umgebung des Knötchens, sondern auch weiterhin das Gewebe.

IMHOFER spricht sich zunächst über die Ätiologie aus und ist unbedingter Anhänger der alten Sputuminfektionstheorie, wenn auch er eine hämatogene Infektion wenigstens bei der Miliartuberkulose zugibt. Er nimmt die einfache Einteilung BLUMENFELDs an in destruktive und exstruktive Formen, wenn er sie auch vom streng pathologisch-anatomischen Standpunkte aus als nicht

möglich erklärt. Er bespricht die Bildung von Papillomen, Polypen, Pachydermien, welche er merkwürdigerweise für Fremdkörperwirkung erklärt, indem
er den eingelagerten Tuberkelherd als Fremdkörper anspricht! Er bezeichnet
als Wirkung der Tuberkelbacillen 1. Nekrose, 2. Exsudation, 3. Proliferation.
Wenn diese Aufzählung zugleich die Reihenfolge der gewöhnlich auftretenden
Veränderungen darstellen soll, muß man sich dagegen wenden. Die Heilung
erfolgt nach IMHOFER durch Abkapselung des Herdes und Durchwachsung
mit Bindegewebe. Eine narbige Schrumpfung und Verziehung, wie sie der
Lues eigentümlich ist, gäbe es im Larynx nicht. Dies trifft wenigstens für Lupus
nicht zu. Wenn die epitheloiden Elemente und die Bindegewebsproduktion
in der Umgebung überwiegen, sei zur Heilung nur ein kleiner Schritt. Diese
Neigung sei Zeichen einer starken allergischen Reaktion, im Gegensatz dazu
fänden sich bei schwach allergischen oder gar bei negativ allergischen die destruktiven und prognostisch ungünstigen Formen.

Einteilung.

Aschoff hat die verschiedenen Prozesse bei Lungentuberkulose in eine produktive und exsudative Form eingeteilt und Rikmann hat auf Grund des laryngoskopischen Bildes und Berücksichtigung des Gesamtorganismus und des Lungenbefundes versucht, die Larynxtuberkulose ebenfalls in zwei Hauptformen einzuteilen: eine mit vorwiegend *produktivem* und eine mit vorwiegend *exsudativem* Charakter. Bei der ersteren Form sei der tuberkulöse Prozeß durch die Bildung von fibrösem Gewebe gekennzeichnet, während bei der letzteren Exsudation und nekrotischer Zerfall vorherrsche. Keineswegs leugnet er aber das Vorkommen von Mischformen, da kein tuberkulöses Gewebe ohne Exsudation und Zellzerfall entstehe und auch jede tuberkulöse Exsudation mit Gewebsneubildung einhergehe. Entscheidend sei stets die Frage, ob Proliferation oder Exsudation *überwiege,* ein Unterschied, den er in den meisten Fällen machen zu können behauptet. Mehrfache histologische Untersuchungen von Probeexcisionen hätten ihm die Richtigkeit seiner klinischen Diagnose anatomisch bestätigt. Nach meinen Untersuchungen kann ich ihm bei dieser Einteilung nicht folgen, ja mir ist der Unterschied zwischen diesen beiden Formen, wenigstens was das mikroskopische Bild anbetrifft, nicht klar geworden. So ist es mir z. B. unverständlich, wie er im mikroskopischen Bilde die von ihm gegebenen Unterabteilungen der produktiv-ulcerösen und exsudativ-ulcerösen Form unterscheiden kann.

Deshalb möchte ich die alte Einteilung auf das wärmste befürworten und will also im folgenden die verschiedenen Stadien oder vielmehr Erscheinungsformen der Tuberkulose einteilen in

1. Infiltration (inklusive miliare Knötchen der Oberfläche),
2. Ulceration,
3. Perichondritis,
4. Geschwülste.

Mit dieser Einteilung, hoffe ich, wird man klinisch und anatomisch auskommen, muß sich aber bewußt sein, daß alle diese Formen nebeneinander an *einem* Larynx vorkommen können.

1. Infiltration.

Über die *makroskopischen* Veränderungen kann ich mich kurz fassen, da sie zur Genüge aus täglicher Beobachtung bekannt sind. Wir beobachten bei diesem Stadium der Erkrankung in erster Linie eine *Substanzzunahme,* eine Verdickung, die an den einzelnen Teilen in verschiedener Weise sich präsentiert. Das Stimmband z. B. ist oft spindelförmig aufgetrieben oder auch in diffuser Weise vergrößert, gewöhnlich so, daß der Querschnitt nicht mehr dreieckig, sondern rund ist. Die Epiglottis ist oft in diffuser Weise vergrößert, klumpig geworden, hat ihre schöne Muschelform verloren. Die hintere Wand zeigt gewöhnlich eine hügelförmige Verdickung, welche mehr oder weniger in das Larynxlumen hinein vorspringt. Diese ganze Substanzvermehrung kann an den einzelnen Teilen natürlich eine partielle oder totale sein, so daß gelegentlich nur kleine Buckel halbkugelig oder auch länglich in die Lichtung vorspringen. Die zweite makroskopische Veränderung, die bei der Infiltration zu notieren ist, ist die *Rötung*. Sie kann sehr intensiv sein, jedoch sind alle Nuancen der Rotfärbung zu beobachten, manchmal ist nur eine ganz schwache blaßrosa Färbung des vorspringenden Teiles zu bemerken. Die Oberfläche ist gewöhnlich vollständig glatt und eben, gar nicht selten aber kann man auch auf dem ganzen

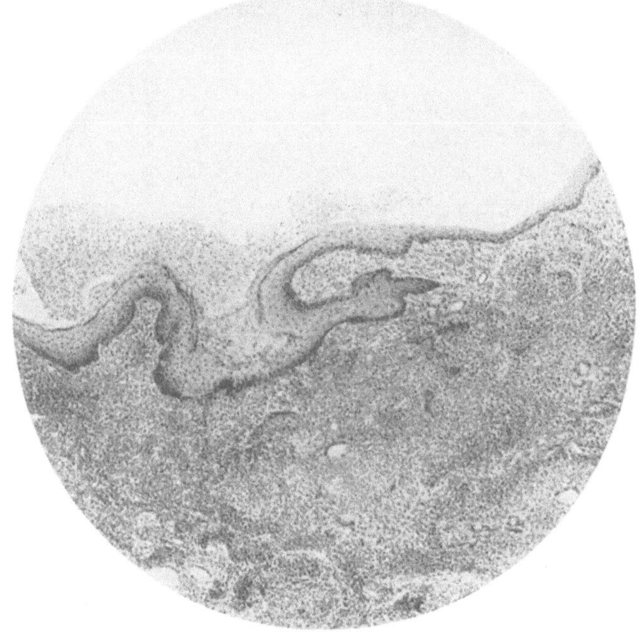

Abb. 1. Pachydermie mäßigen Grades über tuberkulösem Gewebe (Infiltration).

Vorsprung oder an Teilen desselben kleine *gelbe* oder *graue Knötchen* die Oberfläche überragen sehen, welche meist Gruppen von Tuberkeln entsprechen. Diese *miliare Aussaat der Tuberkelknötchen* kann man übrigens nicht bloß bei dem Infiltrationsstadium, sondern bei allen anderen Erscheinungsformen der Tuberkulose, sowie auch auf sonst normalen Schleimhautpartien in den oberen Luftwegen antreffen. Sie sind immer das Zeichen eines frischen Schubes der Erkrankung und damit als ein ganz frühes Stadium anzusehen. Diese Form braucht meiner Ansicht nach nicht als eine besondere Gruppe dargestellt zu werden, sondern kann zum Stadium der Infiltration gerechnet werden, weil beide ja prinzipiell die gleiche Veränderung, d. h. die Knötchenbildung, darstellen, nur mit dem Unterschiede, daß bei der einen Form diese Knötchen *subepithelial*, bei der anderen *tiefer* im Bindegewebe liegen. Substanz*verluste* finden sich mit Ausnahme von ganz kleinen Epitheldefekten in diesem Stadium niemals.

Viel interessanter ist der *mikroskopische* Befund; das Stadium der reinen Infiltration ist dadurch ausgezeichnet, daß die Epitheldecke absolut intakt ist, sei es daß wir Plattenepithel oder Cylinderepithel vor uns haben. Ja, gar nicht selten findet man schon in diesem frischen Stadium die Epithelzellen, besonders gilt das von Plattenepithel, außerordentlich verdickt, vermehrt, an einzelnen Stellen sogar in so intensiver Weise, daß man schon von Pachydermie (s. u.) sprechen kann. Jedenfalls findet man hier eine zweifellose Hyperplasie des Epithels. Bei den mit Cylinderepithel bedeckten Partien ist das weniger zutreffend, hier findet man die Deckzellen zwar intakt, aber von Hyperplasie ist wenig zu bemerken, ja es kommen sogar Abflachungen vor. Andererseits kann man aber auch die Epithelien gelegentlich gequollen, also vergrößert antreffen, das Protoplasma stark glasig, ähnlich wie es FRÄNKEL schon beschrieben hat.

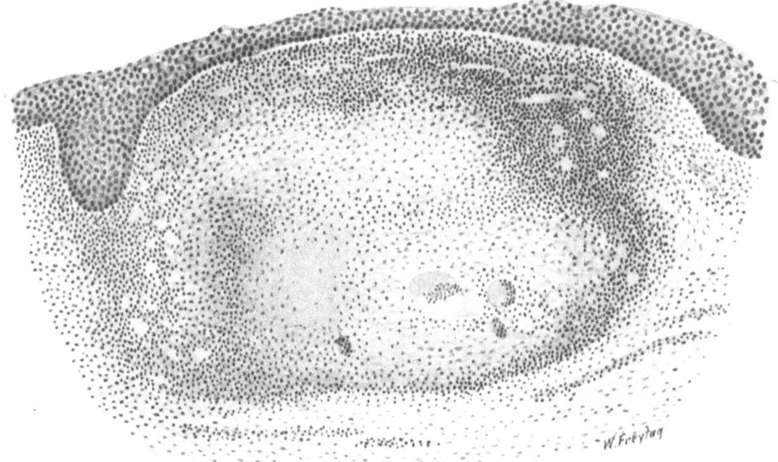

Abb. 2. Stimmband mit subepithelialem Tuberkel.

Die Hauptveränderung aber, welche die Ursache der makroskopisch zu bemerkenden Substanzvermehrung darstellt, findet sich im subepithelialen *Bindegewebe:* drei Dinge sieht man hier auftreten, welche die Substanzzunahme bedingen, *Tuberkel, Rundzelleninfiltration* und *Ödem.*

Die Tuberkel können gelegentlich als ganz feine solitäre Knötchen ohne sonstige wesentliche Veränderungen unter dem Epithel liegen. Jedoch liegen sie auch nicht selten zu zweien oder dreien konfluiert dicht unter der epithelialen Decke. Wenn wir z. B. die Abb. 2 betrachten, so sehen wir an diesem dort abgebildeten feinen Knötchen des Stimmbandes das Epithel leicht ins Kehlkopflumen vorgebaucht, intakt, vielleicht etwas verdünnt durch den vorgebuckelten rundlichen Körper, welcher aus zwei typischen konfluierten Tuberkeln mit schönen LANGHANSschen Riesenzellen besteht. Die Umgebung, d. h. das Bindegewebe, zeigt absolut keine Veränderungen. Dieses vorspringende Knötchen entspricht den vorhin bei der makroskopischen Beschreibung erwähnten gelblichen oder grauen, kaum stecknadelkopfgroßen Erhebungen, welche uns ja als miliare Tuberkel auch aus der klinischen Beobachtung bekannt sind. Diese Art der Veränderung muß als das *früheste* Stadium der Kehlkopftuberkulose bezeichnet

werden. Geht die Erkrankung weiter, kommt es zur richtigen ausgedehnteren
Infiltration, so sehen wir diese Tuberkel in großer Anzahl beieinander liegen
in den Schichten des subepithelialen Bindegewebes. Diese Tuberkel sehen
natürlich aus wie an anderen Orten, gewöhnlich aber kann man hier im Kehlkopf außerordentlich schöne Exemplare von geradezu klassischer Form beobachten: ganz circumscripte Knötchen von rundlicher oder eiförmiger Gestalt,
bestehend aus einem feinen Reticulum mit epitheloiden und Rundzellen darin
und in der Mitte eine typisch zentral gelegene LANGHANSsche Riesenzelle.
Die Riesenzellen treten in verschiedenster Form und Größe auf: rund, eiförmig,
ein- und mehrzipfelig, vieleckig usw. Oft finden sich in ihnen Vakuolen, das
Protoplasma ist meist feinkörnig, seltener völlig homogen. Die Ausläufer der
Riesenzellen sind oft ziemlich weit zu verfolgen, manchmal sind sie so röhren-
förmig, die wandständigen Kerne so endothelartig, daß man unwillkürlich auf
die alte oft diskutierte Idee kommt, die Riesenzelle sei weiter nichts als ein
verstopftes kleines Gefäß mit stark gewucherten Endothelien, dies besonders,
wenn auch in dem Hauptkörper der Riesenzelle die randständigen Kerne eine
längliche endothelähnliche Form haben. Die epitheloiden Zellen sind von verschiedener Größe: rundlich, auch eckig geformt und enthalten einen oder zwei
Kerne. Die Rundzellen innerhalb der Tuberkel sind meist kleine Lymphocyten.
Verkäsung findet sich innerhalb des Tuberkels zu dieser frühen Zeit bei der
reinen Infiltration fast niemals, dagegen kann man oft sehen, daß mehrere
Tuberkel konfluieren und so häufig mehrere Riesenzellen in der Mitte eines
Haufens von zusammengeflossenen Tuberkeln liegen.

Alle diese Knötchen können nun wie an anderen Stellen des menschlichen
Körpers die bekannte *käsige* Degeneration aufweisen, d. h. sie zeigen meist
im Zentrum feinkörnige käsige Massen, untermischt mit kleinen Kerntrümmern.
Die letzteren sind zweifellos als Überbleibsel derjenigen Zellen aufzufassen,
welche den Tuberkel zusammensetzten. Das kann man nicht nur aus den
erwähnten Kerntrümmern schließen, sondern auch aus den Überresten der
Riesenzellen, welche gewissermaßen als *Bruchstücke* innerhalb der käsigen Massen
liegen, deutlich kenntlich an der eigenartigen Form, der gelegentlich noch
partiell erhaltenen Kernanordnung und der zentralen Lage. Diese Trümmer
liegen also mitten innerhalb der käsigen Massen und gehen schließlich völlig
zugrunde, ebenso wie die übrigen Zellen des Tuberkels, dessen lebende Elemente
damit abgestorben sind. Dann präsentiert sich der Tuberkel als ein rundlicher
Haufen feinkörniger Substanz, in dem nur an der Peripherie noch einzelne
Zellen zu erkennen sind. Gerade in diesem Stadium sind die Tuberkel sehr
häufig konfluierend, so daß das Ganze aussieht wie eine größere Masse käsiger
Substanz, an der nichts von der ehemaligen Struktur mehr nachzuweisen ist.
Wenn auch diese ausgedehnte käsige Degeneration der Tuberkel in dem frischen
Infiltrationsstadium nicht sehr häufig ist, so kann man sie doch gelegentlich,
besonders wird dies in den Tonsillen beobachtet, ziemlich früh auftreten sehen.
Hier sieht man innerhalb des sonst normalen lymphatischen Gewebes oft genug
eine Reihe von schon verkästen Tuberkeln liegen ohne Riesenzellen mit nur
spärlichen Rundzellen, zu größeren Komplexen konfluiert. Überhaupt muß
man nicht glauben, daß der Tuberkel *immer* in der geschilderten klassischen
Form auftritt, gelegentlich kann man auch richtige Lymphome antreffen,
welche nur aus Lymphocyten bestehen ohne Riesenzellen, ohne Verkäsung,

und doch von einigen Autoren als Tuberkel angesprochen werden. F. v. Reck-
linghausen hat diese Bezeichnung bei jenen Gebilden immer zurückgewiesen
und sie stets als *Lymphome* bezeichnet, deren tuberkulöse Natur ihm nicht
sicher erschien; erst wenn sie partielle Verkäsung aufweisen, ließ er auch für sie
den Namen Tuberkel gelten.

Die *Lage* der Knötchen in diesen frühen Stadien ist meist subepithelial,
d. h. das ganze Bindegewebe zwischen Epithel und Knorpel kann von Tuberkeln
durchsetzt sein, aber meist sind die direkt unter dem Epithel liegenden Partien
bevorzugt. Sie können dicht von Tuberkeln durchdrungen sein, während die
nach dem Perichondrium gelegenen Teile noch vollständig frei sind. Ein besonderes Verhältnis zu den *Schleimdrüsen*, etwa in der Form der periglandulären

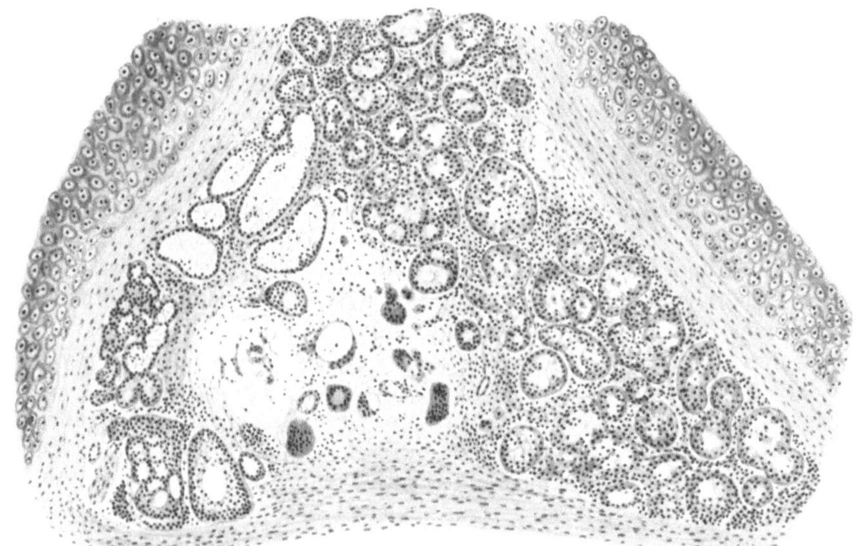

Abb. 3. Zellinfiltration in der Umgebung der Schleimdrüsen ohne Tuberkelbildung, aber mit
Riesenzellen.

Lokalisation, habe ich nicht allzuhäufig beobachtet (s. u.), jedenfalls aber häufiger
als Fränkel. Jedoch möchte ich bemerken, daß sich gelegentlich in dem
lockeren Bindegewebe um die Schleimdrüsen die spezifischen Produkte der
Tuberkulose, die Riesenzellen, auffinden lassen, ganz isoliert, ohne daß sie mit
Rundzellen, epitheloiden Zellen oder käsiger Substanz zu einem Tuberkel vereint sind. Das kann man z. B. sehr schön an der Abb. 3 beobachten: da sieht
man mitten im lockeren Bindegewebe in der Nähe der Schleimdrüsen typische
Langhanssche Riesenzellen liegen, welche gar keine Beziehung zu irgendwelchen Tuberkeln haben. Daneben liegen dann einige gedunsene und ver-
größerte Bindegewebszellen. Doch gehört dieses isolierte Auftreten von Riesenzellen schon in das Gebiet der zweiten Veränderung, welche nach dem oben
Gesagten die Ursache der Substanzzunahme bildet, in das der *Zellinfiltration*.
Diese Anhäufung von Zellen findet sich hauptsächlich in der nächsten Umgebung der Knötchen, oft so dicht angeordnet, daß man eine breite entzündliche
Zone vor sich hat, welche von Tuberkeln durchsetzt ist. Dann aber finden sich

diese Zellen auch in den von Tuberkeln freien Bindegewebspartien in mehr oder weniger reichlichen Exemplaren, zwischen den Bindegewebsfasern verteilt, oft bis auf das Perichondrium gehend. Die Form der Zellen ist meist die der kleinen Lymphocyten, doch finden sich auch größere Exemplare mit rundem oder gelapptem Kern, gelegentlich auch solche mit zwei Kernen. Dazwischen sieht man auch längliche Elemente, sowie dreieckige, eiförmige und andere, sowie etwas seltener, wie oben bemerkt, Riesenzellen.

Die dritte Veränderung, welche die Infiltration sehr häufig mitbedingt, ist das *Ödem,* d. h. die Durchtränkung des Gewebes mit einer vermutlich eiweißhaltigen Flüssigkeit, welche im fixierten Präparat sich als feinkörnige, oder auch stark transparente, mehr glasige Masse darstellt.

Bei der Schilderung dieser Veränderung möchte ich von den größeren makroskopisch schon deutlich als Ödem kenntlichen Alterationen, welche wir auch bei anderen Erkrankungen des Larynx zu sehen bekommen, absehen und zunächst nur die feineren und nur mikroskopisch erkenntlichen ödematösen Alterationen schildern, welche mir bei den tuberkulösen Infiltrationsstadien einen Teil der Gewebsvermehrung zu bedingen scheinen. Diese ödematösen Durchtränkungen habe ich zwar nicht häufig gesehen, aber die einzelnen Fälle zeigten sie doch in so charakteristischer Form, daß ich über sie hier etwas genauer berichten möchte.

Zwei Formen dieser Erkrankung kamen im wesentlichen zur Beobachtung.

Bei der *ersten* sieht man schon beim Schneiden ohne Mikroskop kleine helle Flecken, welche *mikroskopisch* folgendes Aussehen haben: sie stellten sich dar als zum Teil leere, zum Teil gefüllte Hohlräume, welche nur von Bindegewebsfasern begrenzt sind. Zuweilen lassen sich an der Innenfläche der Fasern flache endothelartige Zellen nachweisen, welche einen schmalen gut gefärbten Kern zeigen. Die *Form* dieser Hohlräume ist meist spaltförmig, manchmal auch rhombisch mit der Diagonale parallel zum Horizontalschnitt gerichtet. Sie zeigen häufig Querwände, aus Bindegewebsfasern bestehend, gelegentlich mit Bindegewebszellen versehen. Diese Querwände durchsetzen oft die ganzen Hohlräume, dann wieder brechen sie mitten in denselben ab, stellen auch nicht selten nur Bindegewebsstränge oder Züge dar, welche die Hohlräume durchsetzen oder frei in sie hineinragen. Der Inhalt dieser Hohlräume bestand, wenn überhaupt vorhanden, aus nicht organisierten, zweifellos intra vitam flüssigen Massen, welche bei Eosin-Hämatoxylinfärbung teils einen rosa, teils einen mehr bläulichen Farbenton angenommen hatten. Diese durch die Fixierung geronnenen Massen waren teils homogen, teils feinkörnig und zeigten oft eine schaumige Beschaffenheit. Zellen irgendwelcher Art fanden sich fast niemals in ihnen. Und wenn man wirklich eine oder die andere flache Zelle scheinbar in der Flüssigkeit sieht, kann man gewöhnlich feststellen, daß sie einer der vielen bindegewebigen Wände oder Stränge angehört, welche die Hohlräume durchziehen. Besonders deutlich ist dieses Verhältnis, wenn man nach VAN GIESON färbt, bei welcher Tinktion alle diese Stränge eine leuchtende rote Farbe annehmen.

Über die Frage nach der Herkunft dieses Systems von Hohlräumen gibt die Untersuchung ihrer Nachbarpartien deutlichen Aufschluß. Hier sah man nämlich reichliche feinere auch einmal etwas gröbere, doch nur mikroskopisch sichtbare Spalten zwischen den Bindegewebsbündeln, welche den letzteren parallel liefen und meist auf größere Strecken zu verfolgen waren. Sie waren fast nie leer, sondern enthielten die gleichen geronnenen Massen wie sie oben in den größeren Hohlräumen beschrieben wurden, oft in Form von hyalinen Kugeln und feinen Tröpfchen. Zellige Elemente waren hier niemals anzutreffen.

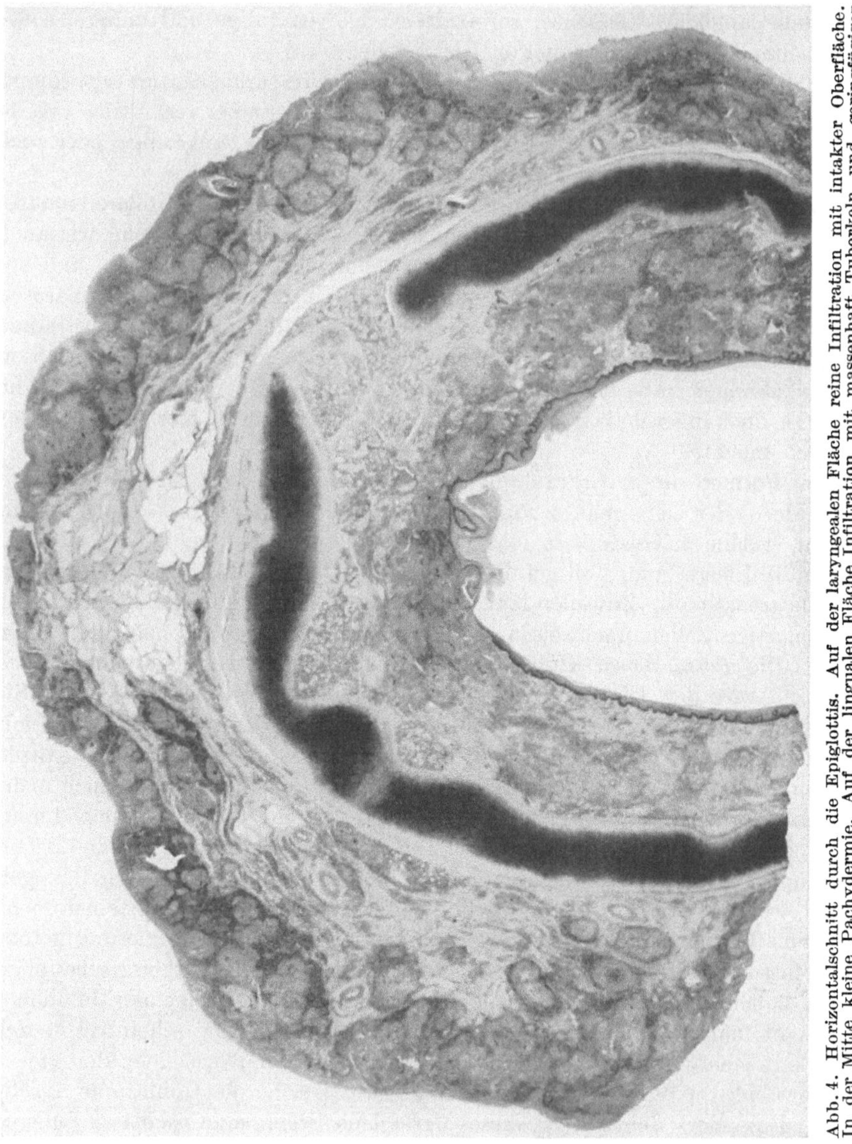

Abb. 4. Horizontalschnitt durch die Epiglottis. Auf der laryngealen Fläche reine Infiltration mit intakter Oberfläche. In der Mitte kleine Pachydermie. Auf der lingualen Fläche Infiltration mit massenhaft Tuberkeln und geringfügiger Geschwürsbildung. In der Mitte grobmaschiges Ödem.

Schließlich fanden sich dicht daneben noch zweifellose mit Wand und Endothel versehene feine Gefäße, welche ebenfalls feinkörnige oder glasige Massen enthielten. Sie waren oft von kleinen Arterien begleitet und wohl zweifellos als Lymphgefäße anzusehen. Aus diesen Befunden glaube ich schließen zu können, daß es sich bei all diesen Spaltbildungen um erweiterte Lymphspalten oder auch größere Lymphgefäße handelte, welche durch den Erguß der geschilderten Flüssigkeit stark dilatiert und zum Teil konfluiert waren.

Die *nächste Umgebung* dieser kleineren und größeren Hohlräume zeigte niemals etwas von Tuberkeln, sondern oft ein völlig reaktionsloses Bindegewebe, dann aber auch gelegentlich eine einfache Infiltration mit Rundzellen, gewöhnlich Lymphocyten.

Die Abb. 4 und 5 werden die ganzen Verhältnisse illustrieren. Auf der ersten sieht man in dem Photogramm einen größeren Herd solcher ödematösen Hohlräume auf dem Querschnitt der Epiglottis außerhalb der Tuberkelzone nach dem Perichondrium zu, wie es oben geschildert wurde. In der zweiten Figur ist ein Ausschnitt aus dieser Gegend bei stärkerer Vergrößerung wiedergegeben, welcher die feineren Verhältnisse illustrieren soll.

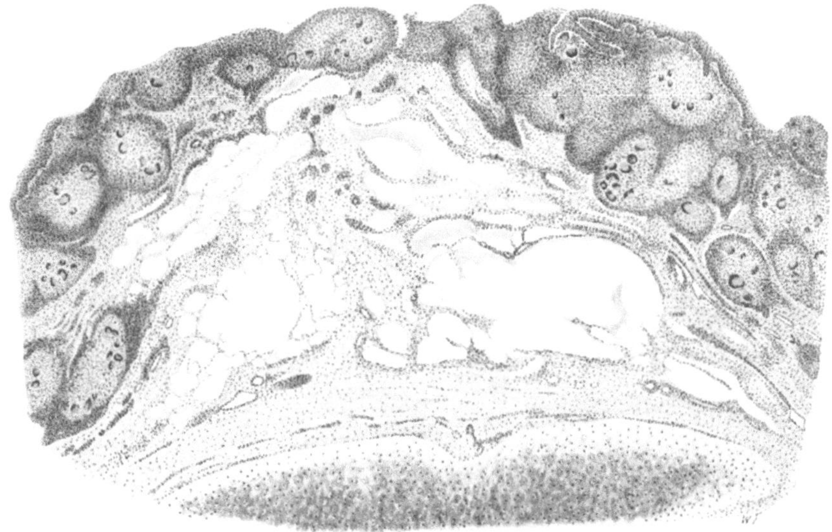

Abb. 5. Stadium der Infiltration mit reichlicher Tuberkelbildung, oben ein kleiner Epitheldefekt, kleines Ulcus. Zwischen Perichondrium und Tuberkelzone sieht man grobmaschiges Ödem. Schnitt durch die Epiglottis.

Ganz verschieden von diesen größeren schon fast mit bloßem Auge sichtbaren ödematösen Partien, an welchen man, wie oben bemerkt, eine starke Auseinanderdrängung und Zerreißung der Bindegewebsfasern mit Flüssigkeitserguß in die so geschaffenen Hohlräume feststellen kann, sind bei der tuberkulösen Infiltration Gewebspartien anzutreffen, welche zwar auch als ödematös zu bezeichnen sind, jedoch wesentlich anders aussehen als die geschilderten.

Es sind das Bindegewebspartien, welche z. B. bei subepithelialer Tuberkelinfiltration in der Schicht zwischen diesem Tuberkellager und dem Perichondrium der Epiglottis gelegen sind. Da sieht man im sonst intakten Bindegewebe lediglich die Fasern auseinander gedrängt durch eine kaum sichtbare Flüssigkeit, aber absolut regelmäßig, ohne größere Hohlräume, nur feine Netze bildend, in deren Maschen ganz selten einmal vereinzelte Zellen zu bemerken sind. Die Bindegewebsfasern sind außerordentlich dünn, wie man sie z. B. bei den ödematösen Fibromen der Nase beobachten kann, imponieren besonders dadurch, daß sie fast lauter gleich große rhombische und längliche Hohlräume begrenzen, welche aber niemals an die oben geschilderten großen Hohlräume erinnern. Die präformierten Bindegewebszellen zeigen keine Spur eines degenerativen aber auch ebensowenig eines produktiven Vorgangs, sind sehr vollsaftig und haben einen gut färbbaren Kern.   Sonstige Zellen innerhalb dieser zierlichen

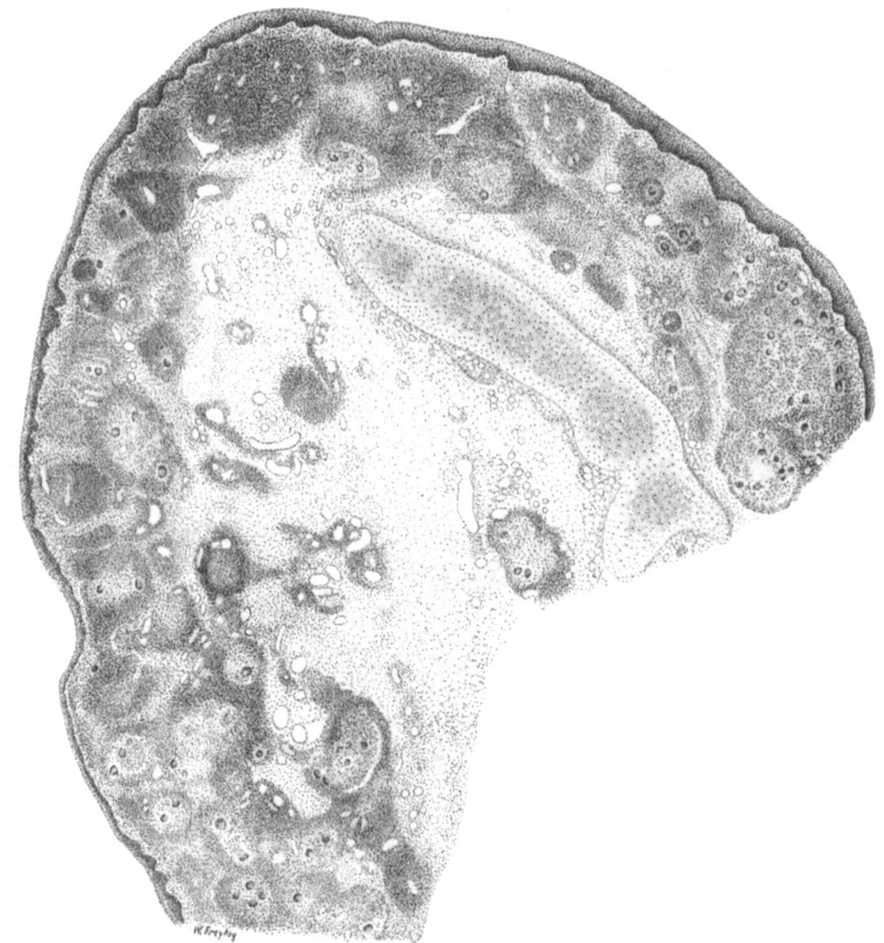

Abb. 6. Epiglottis, Sagittalschnitt; typisches Infiltrationsstadium, intaktes Epithel, massenhafte
Tuberkel, feinmaschiges Ödem.

Netze sind nur spärlich vorhanden, es sind meist mononucleäre, seltener polynucleäre Leukocyten, alle mit gut färbbarem Kern versehen und leicht gequollenem Protoplasma. Etwas reichlicher ist ihre Ansammlung lediglich in der Umgebung der kleinen Gefäße. Auch von dieser Art ödematöser Veränderungen habe ich eine Abbildung (Abb. 6) beigegeben, welche in außerordentlich deutlicher Weise die ganzen Veränderungen der tuberkulösen Infiltration demonstriert. Es ist das ein Sagittalschnitt durch eine Epiglottis, welche auf beiden Seiten tuberkulöse Infiltration aufweist. Da sieht man auf der lingualen Seite

vollständig intaktes, mäßig gewuchertes Plattenepithel, darunter die Zone von
dicht beieinander liegenden Tuberkeln, sowie ferner eine leichte Zellinfiltration

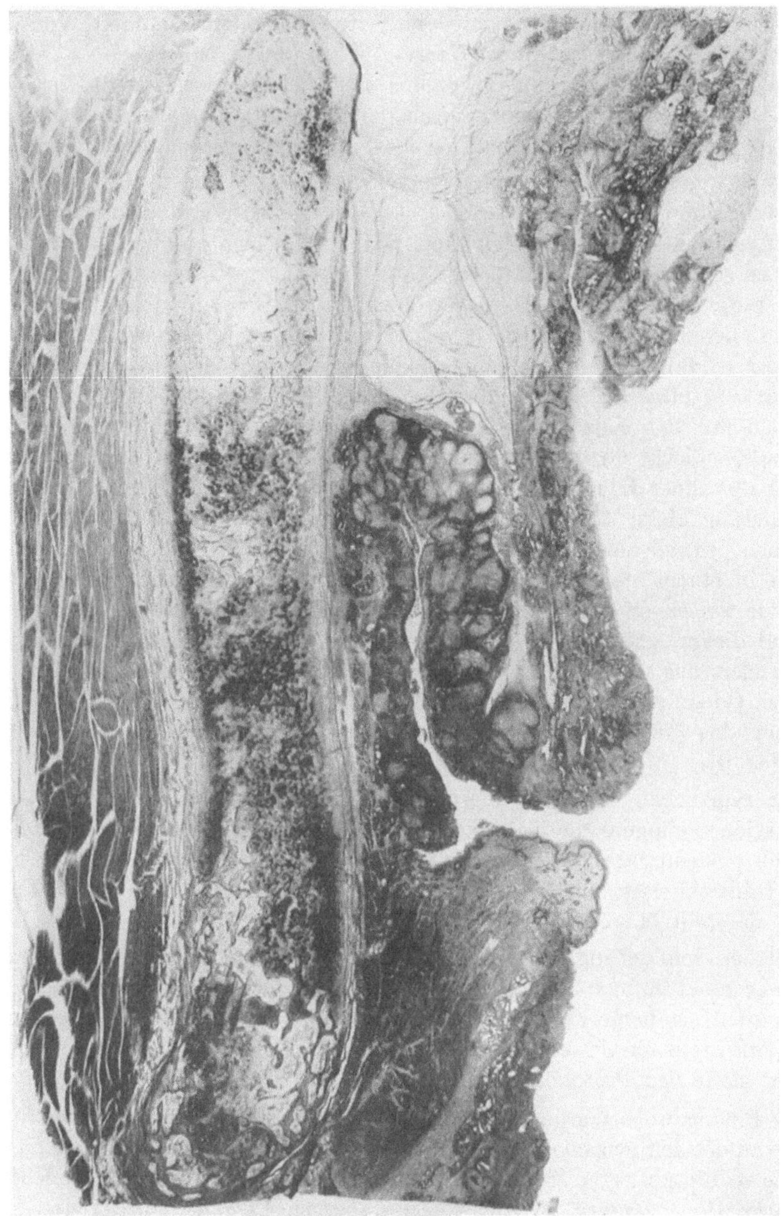

Abb. 7. Isolierte Tuberkulose (Infiltration) der Schleimhaut des Morganischen Ventrikels.

des Bindegewebes, darauf folgt die *ödematöse* Schicht, welche die eben geschilderten Veränderungen, besonders die feinen Netze deutlich demonstriert. Das
darauffolgende Perichondrium sowie der Knorpel ist völlig normal. Dagegen

ist auf der anderen, laryngealen Fläche der Epiglottis die gleiche Durchsetzung mit Knötchen zu konstatieren wie auf der Vorderseite.

Aus der eben gegebenen Schilderung geht klar hervor, daß es sich bei diesen Vorgängen um zwei ganz verschiedene Arten des Ödems handelt, von denen wir die erstere als *grobmaschiges Ödem,* die zweite als *feinmaschiges Ödem* bezeichnen können. Beide sind zweifellos als Zeichen eines *interstitiellen Ödems* aufzufassen, welches wohl sicher durch die starke Stauung hervorgerufen wird, die wiederum Folge der im Bindegewebe aufgetretenen Gewebszunahme ist.

Etwas weniger in die Augen springend, aber oft genug nachweisbar ist die Wasserzunahme, welche die *einzelnen Elemente* betrifft und demnach wohl als *parenchymatöses Ödem* zu bezeichnen wäre. Man sieht manchmal außer der unten zu schildernden ödematösen Schwellung bei der Ulceration, ganz in der Tiefe starke Quellung der Bindegewebszellen an Orten, welche weit entfernt von zerfallenen Gewebsmassen, ja selbst von Tuberkeln liegen. Da kann man beobachten, daß Bindegewebszellen bedeutend vergrößert sind, kugelig werden und ein sehr blasses Protoplasma, aber keine Vakuolen haben. (Nicht zu verwechseln mit den RUSSELschen Fuchsinkörperchen). Auch der Kern ist stark gedunsen, schlecht färbbar, blaß und kann ganz verschwinden, so daß die ganze Zelle als hyaliner Klumpen mitten im Gewebe liegt. Meist werden von dieser Veränderung kleine *Gruppen* von Zellen betroffen, welche aus 5, 6 und mehr einzelnen gequollenen Elementen bestehen, gelegentlich auch konfluieren und mitten in einem sonst relativ intakten Gewebe liegen. Ähnliche Quellungszustände weisen an diesen Stellen auch manchmal die Bindegewebsfasern auf, sie sind dicker, glänzender, stärker lichtbrechend als in der Norm und sehen ganz anders aus wie die feinen Bindegewebsfasern, welche oben bei dem *interstitiellen* Ödem geschildert wurden. Kein Zweifel also, daß hier im Gegensatz zu jenem das *Parenchym,* Zellen sowohl wie Bindegewebsfasern, von dem Ödem getroffen ist.

Die sämtlichen drei Veränderungen, welche die Gewebszunahme bei der Infiltration bedingen, die Tuberkel, die Zellinfiltration und das Ödem, sind in der Abb. 6 wiedergegeben; es ist das ein Schnitt durch die Epiglottis, welcher das reine Infiltrationsstadium ohne Ulcerationen, überhaupt ohne jeden Epitheldefekt darstellt (s. o.).

Bei der Schilderung der Infiltration sei noch einer Veränderung gedacht, die zwar nicht immer angetroffen wurde, aber doch, wo sie vorhanden war, außerordentlich bemerkenswerte Bilder lieferte. Es ist das die Ansammlung von *Fibrin,* teils im Gewebe, teils in präformierten Räumen. Eingehend geschildert ist sie in den Protokollen L. 28, L. 19, L. 3 u. a.

Im Bindegewebe wurde sie besonders in den ödematösen Partien gefunden, welche zu den feinmaschigen Ödemen zu rechnen sind. Es handelt sich da nicht um die so oft notierten fibrinösen und hyalinen Partien im Tuberkel oder in der Ulceration, sondern in dem von *spezifischen Veränderungen freien* Bindegewebe, welches sonst lediglich entzündliche Infiltrationserscheinungen aufwies. Hier fanden sich in den ziemlich weiten Bindegewebsmaschen kleinere oder größere Ansammlungen von Fäden und Stäbchen, die, teils eng miteinander verfilzt waren, teils selbst wieder zierliche Maschen bildeten und so die deutlich davon abgrenzbaren Bindegewebsfasern auseinander drängten. Zweifellos handelt es sich um *Fibrinmassen*, die in Form von gröberen oder feineren Fäden abgelagert waren. Daneben lagen dann typische „Fibrinsterne" mit radiären Strahlen mitten im Gewebe, welche im Zentrum je eine einzige einkernige Rundzelle erkennen ließen. Die Fibrinfäden waren gelegentlich parallelfaserig angeordnet, öfter aber waren sie wirr durcheinander gelagert, so daß sie einen festen Filz darstellten. Jedoch ließen sich fast immer die einzelnen Fibrinfäden differenzieren, nur selten waren sie so fest miteinander verwachsen, daß sie als hyaline Massen zu bezeichnen waren. Begleitet waren diese Fibrinausscheidungen, wie schon oben angedeutet, von einer Ansammlung von *ödematösen* Massen und von einer Anhäufung von *Zellen*. In den ödematösen Partien waren die Gewebslücken nicht so fein wie in Abb. 6 abgebildet, aber nur um ein wenig

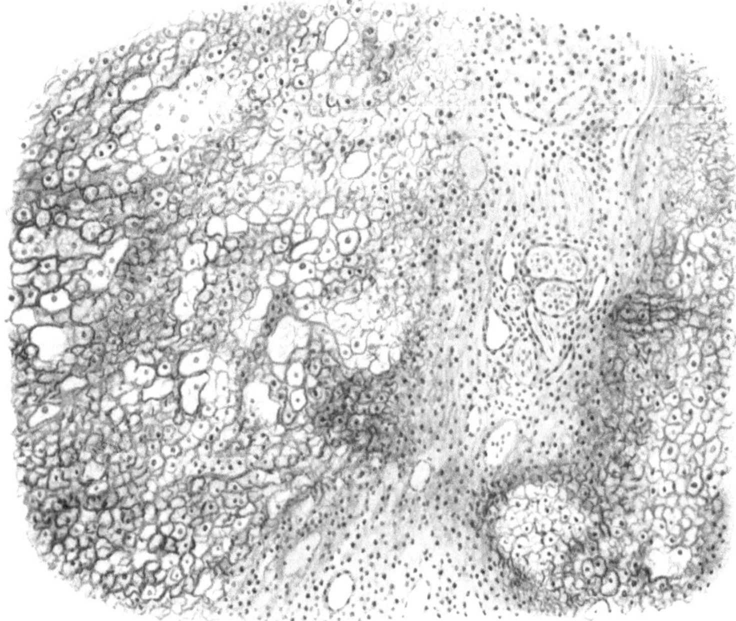

Abb. 8. L. 28. Zellreiches Ödem mit Fibrininfiltration.

größer, jedoch niemals auch nur annähernd so groß wie in Abb. 5 dargestellt. Die Bindegewebsfasern an diesen ödematösen Stellen waren ziemlich stark auseinander gedrängt durch die geronnenen, teils glasigen, teils feinkörnigen Massen, wie das im Protokoll des genaueren geschildert ist. In diesen Bindegewebsmaschen, welche die geronnene Ödemflüssigkeit enthielten, lagen nun fast immer die oben erwähnten Zellen in der Weise, daß meist eine Masche je eine Zelle enthielt. Jede Zelle wiederum hatte nur einen gut färbbaren Kern, war von indifferenter rundlicher Gestalt und war zweifellos sehr stark gedunsen, ja wohl sicher als *hydropisch* zu bezeichnen. Auch hier muß ich bezüglich der Einzelheiten auf das Protokoll verweisen. Zur Erläuterung jedoch sei hier eine Stelle aus dieser Gegend abgebildet (s. Abb. 8).

Betont sei, daß diese aus Ödem, Zellansammlung und Fibrinausscheidung bestehende Veränderung immer in der von Tuberkeln freien Bindegewebszone anzutreffen war. Das Ganze ist wohl zweifellos als ein sekundäres *entzündliches Ödem aufzufassen.*

Bei dieser Gelegenheit sei noch einer anderen höchst eigenartigen Form von *Fibrinablagerung* gedacht, welche in ausgesprochener, stark in die Augen fallender Masse nicht zu selten, andeutungsweise aber des öfteren beobachtet wurde. Des genaueren ist dieser Vorgang in dem Protokoll L. 19 u. a. m. geschildert worden.

In jenen Fällen fanden sich Fibrinmengen in großer Masse in der Submucosa der ösophagealen Fläche des Kehlkopfes und der Sinus piriformes, ziemlich weit abgelegen von den Tuberkeln. Besonders auffallend war die eigentümliche Anordnung dieser Fibrinmassen, denn sie lagen fast stets in scharf umgrenzten rundlichen oder länglichen Haufen mitten im Bindegewebe. Diese Haufen hatten eine teils rundliche, teils längliche Gestalt, zeigten auch kolbige oder flaschenförmige Auftreibungen und, wenn sie kleiner waren, eine scharf kreisrunde Form. Die scharfe Umgrenzung dieser Fibrinhaufen rührte daher, daß sie fast immer eine dünne Wandung aufwiesen, welche sie zweifellos als präformierte *Hohlräume* charakterisierte. Ein Endothel ließ sich an dieser verhältnismäßig dünnen bindegewebigen Wandung nicht immer deutlich nachweisen, aber die eigentümliche Konfiguration der Hohlräume, weniger auf dem Querals auf dem Längsschnitt, die hierbei sichtbaren Ausbuchtungen und Einziehungen, ließen keinen Zweifel darüber, daß es sich hier um *gefüllte Lymphgefäße* handelte. Außer den Fibrinmassen, die in Form von wirren Netzen mit dünneren oder dickeren Fäden, teils frei, teils zusammengebacken, die Hohlräume ausfüllten, fanden sich hier noch mehr oder weniger reichliche Mengen von einkernigen Zellen und klarer geronnener Substanz, welch' letztere zweifellos intra vitam flüssig gewesen war. Die Zellen waren meist von runder Form, glichen Lymphocyten oder Leukocyten, waren oft etwas gequollen, glasig und enthielten zuweilen kleine, tiefschwarze Körnchen, zweifelloses *Kohlepigment.* Diese Gefäßausfüllung, welche sich also aus Fibrinmassen, Zellen und geronnener seröser Flüssigkeit zusammensetzte, zeigte nun die verschiedensten Mischungsverhältnisse der drei Substanzen. Meist war das Fibrin vorherrschend, so daß die ganzen Gefäße fast ausschließlich durch ein dichtes Fibrinnetz ausgefüllt waren. Seltener waren die Gefäße lediglich durch Zellen ausgefüllt. Seröse Flüssigkeit allein in einem Gefäß kam fast niemals zur Beobachtung, immer waren die Zellen oder Fibrinmassen in mehr oder weniger großer Menge beigefügt. Auch oft genug waren alle drei Arten von Füllmaterial in einem Gefäße vereinigt. Nun konnte man an einzelnen Stellen nachweisen, daß diese gefüllten Lymphgefäße Defekte an der Wandung zeigten, durch welche das Füllmaterial in das umliegende Bindegewebe hineinzog. An diesen Stellen zeigte das umliegende Bindegewebe eine stärkere Infiltration mit Zellen und geronnenen Fibrinmassen, welche in Form von Fäden, Stangen, Spießen usw. das Gewebe durchdrangen. Diese kommunizierten dann also oft genug mit den innerhalb der Gefäße liegenden gleichen Massen. Des genaueren sind diese Infiltrationen des Bindegewebes, welche oft spaltförmig waren, ebenso wie ihre Kommunikation mit den geschilderten Lymphgefäßen, im Protokoll beschrieben worden. Zuweilen sah man dann, daß der Inhalt dieser wurstförmigen Gefäße mit den kolbigen Anschwellungen *degenerative* Zustände aufwies: da sah man kaum noch kleine Reste von Zellen und Fibrinfäden, aber statt derer ein feinkörniges, zweifellos käsiges Material mit reichlichen Kerntrümmern, wodurch das Gefäßlumen vollständig ausgefüllt wurde. Der letztere Befund ist in Abb. 10 wiedergegeben, die übrigen soeben geschilderten Zustände in Abb. 9.

Wie haben wir nun diese ganzen Befunde aufzufassen? Da der Beweis erbracht erscheint, daß es sich hier bei diesen Hohlräumen um Lymphgefäße

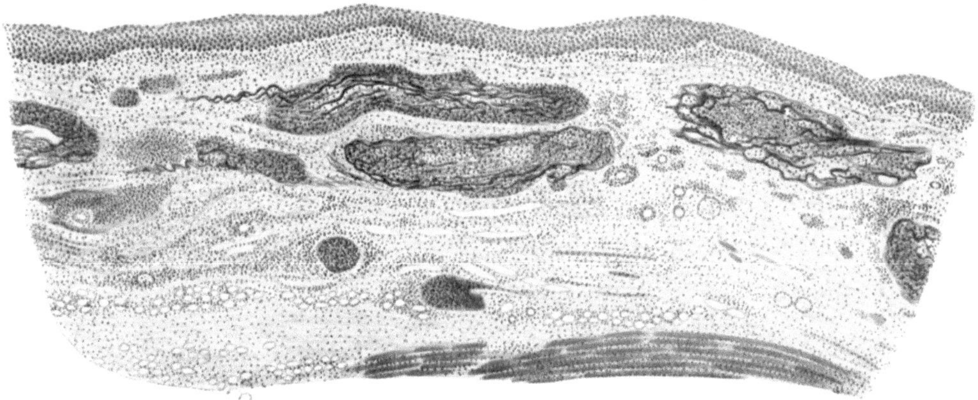

Abb. 9. L. 19. Thrombolymphangitis im submukösen Bindegewebe.

handelt, so ist man wohl genötigt, diesen ganzen Prozeß als eine *Thrombolymphangitis* zu bezeichnen, die natürlich sich nicht auf die röhrenförmigen Lymphgefäße, sondern auch auf die Lymphspalten des Bindegewebes erstreckt. Denn es ist wohl klar, daß hier 1. eine weitgehende Thrombosierung der genannten Gefäße vorhanden war, 2. ein entzündlicher Prozeß, welcher besonders

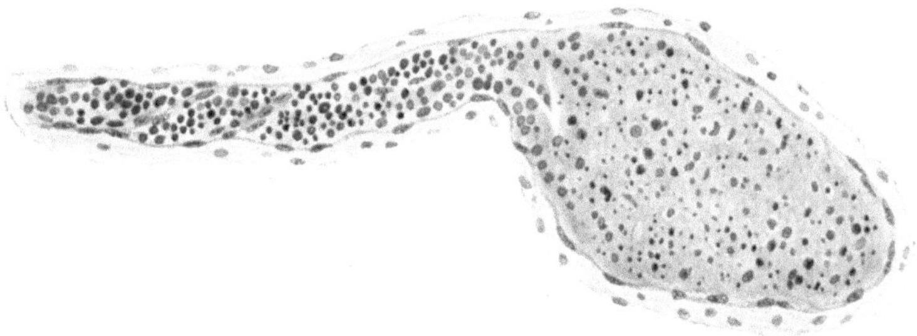

Abb. 10. L. 19. Käsige Thrombolymphangitis.

durch die Ansammlung von Rundzellen und Fibrin in der nächsten Umgebung der Gefäße evident wurde.

Diese Thrombolymphangitis scheint uns nun kein für die Tuberkulose spezifischer Prozeß zu sein, wenn er auch wohl durch diese hervorgerufen ist. Jedenfalls ist er wohl als *sekundäre Veränderung* aufzufassen, von der es sehr wohl möglich ist, daß sie sich auch bei anderen Erkrankungen in dieser Gegend vorfindet.

Jedoch haben wir sie bei einfachen entzündlichen Veränderungen bisher im Kehlkopf noch nicht angetroffen, dagegen wurde sie noch bei mehreren

Fällen von Tuberkulose in einer Weise beobachtet (L. 28 und L. 6), daß wenigstens die *Propagation der Tuberkulose* mit dieser Lymphgefäßveränderung in Zusammenhang gebracht werden mußte.

Es war dies zunächst ein Fall (L. 28), welcher eine außerordentlich schwere Erkrankung an Tuberkulose in allen Teilen des Larynx aufwies. Infiltration und starkes Ödem der Epiglottis, Ulceration und Ödem der Taschen- und Stimmbänder, tiefgehende Ulceration der hinteren Larynxwand mit Perichondritis und Nekrose des Aryknorpels. An einzelnen dieser Teile waren schon geringfügige Andeutungen

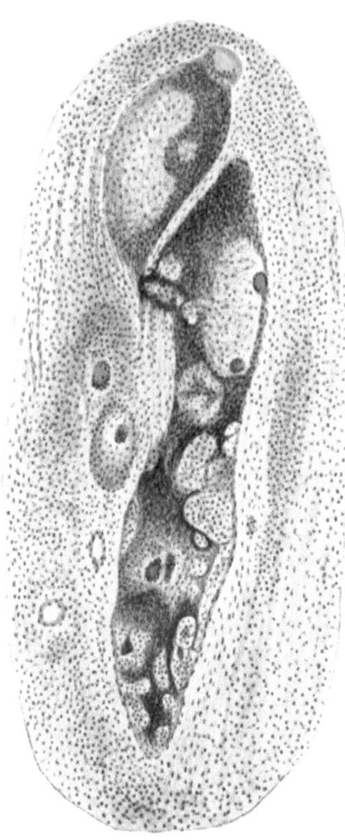

Abb. 11. L. 28. Reichliche Tuberkel in den Lymphgefäßen.

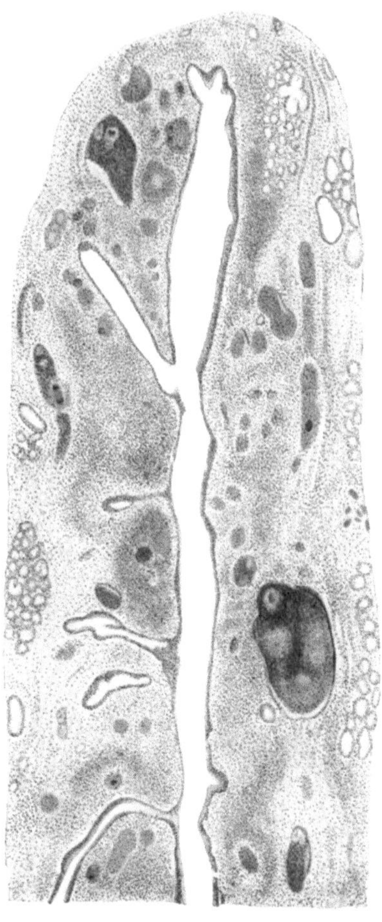

Abb. 12. L. 28. Thrombolymphangitis tuberculosa in der Schleimhaut des Morganischen Ventrikels.

der geschilderten Thrombolymphangitis nachzuweisen, am stärksten aber an der Schleimhaut der Morgagnischen Ventrikel, welche sonst nur sehr wenig von der Erkrankung erkennen ließ. Das Epithel war hier überall wohlerhaltenes Cylinderepithel mit zum Teil deutlichem Flimmersaum, darunter nur leichte Zellinfiltration und wenige Tuberkel, aber eine große Anzahl der geschilderten Lymphgefäße, deutlich kenntlich an der eigentümlichen Wurstform mit Einkerbungen und Ausbuchtungen. Der Inhalt dieser Lymphgefäße bestand hier nun nicht bloß, wie oben geschildert, aus Fibrinmassen und einkernigen Zellen, sondern auch aus typischen Langhansschen *Riesenzellen, welche sich stellenweise mit Lymphocyten und feinkörniger käsiger Substanz zu richtigen Tuberkeln angeordnet hatten* (s. Abb. 11, 12 und 13).

Hier mußte man zweifellos die Thrombolymphangitis *als eine spezifische, eine tuberkulöse* bezeichnen.

Fragen wir uns nun nach der Bedeutung dieses Befundes, so könnte man ja sagen, das spezifische tuberkulöse Granulationsgewebe sei hier lokal in die Lymphgefäße eingebrochen. Das ist jedoch nicht sehr wahrscheinlich, denn gerade an dieser Stelle waren in dem umliegenden Gewebe tuberkulöse Veränderungen kaum nachzuweisen. Es muß also der spezifische Prozeß von einer

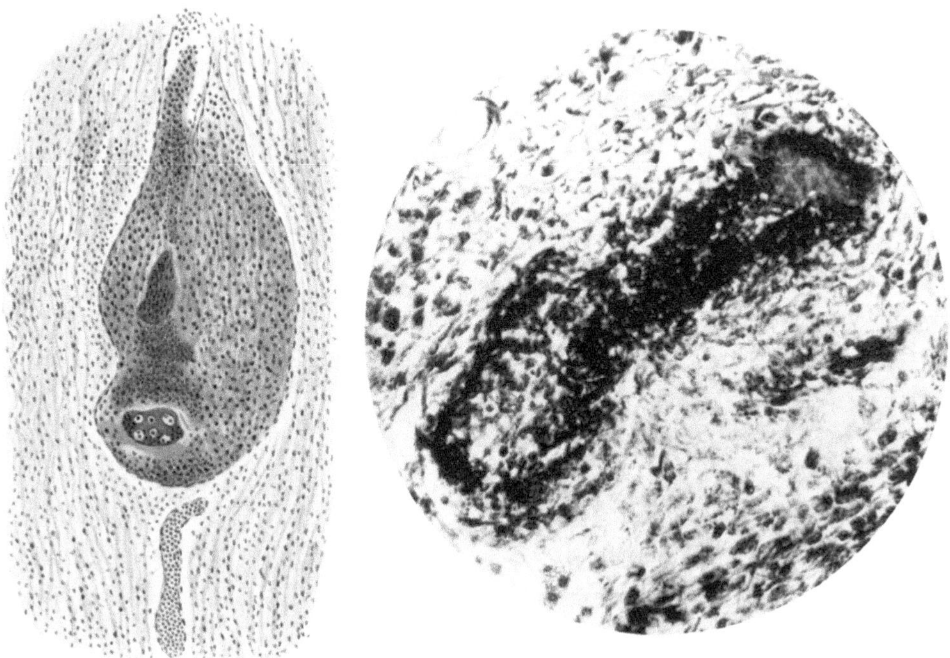

Abb. 13. L. 28.
Thrombolymphangitis
tuberculosa.

Abb. 14. L. 6. Thrombolymphangitis tuberculosa. Oben rechts eine LANGHANSsche Riesenzelle, welche das ganze Gefäßlumen ausfüllt.

anderen Stelle her in die sonst fast intakte Submucosa transportiert worden sein, entweder auf embolischem Wege, oder dadurch, daß der Prozeß innerhalb der Lymphgefäße weiter gekrochen und dann an der genannten Stelle manifest geworden ist. Natürlich muß vorher an irgendeiner mehr oder weniger entfernten Stelle der tuberkulöse Prozeß in die Lymphgefäße eingedrungen sein. Das gleiche gilt von einem weiteren Fall (L. 6), bei welchem die tuberkulöse Erkrankung geringfügiger war. In ihm sahen wir ebenfalls, daß die Thrombolymphangitis zweifellos eine spezifisch-*tuberkulöse* war, denn wir fanden im Lumen nicht nur käsige Massen neben Lymphocyten und Fibrinfäden, sondern gelegentlich auch schön ausgebildete typische LANGHANSsche Riesenzellen. Dies Verhältnis wird aus der Abb. 14 außerordentlich deutlich hervorgehen: da sehen wir das geschlängelte Gefäß mit der geschilderten Ausfüllmasse und besonders schön eine einzige große Riesenzelle, welche das Lumen an der betreffenden

Stelle völlig ausfüllt in der Weise, daß die randständigen Kerne desselben an die Stelle der Endothelkerne getreten sind. Es unterliegt wohl keinem Zweifel, daß hier das Wandendothel die Matrix darstellt für die Riesenzelle, womit keineswegs gesagt sein soll, daß die tuberkulösen Riesenzellen nicht auch auf andere Weise entstehen können.

2. Ulceration.

Die Entstehung der Geschwüre hatte ich mir bisher so vorgestellt, daß infolge käsigen Zerfalls eines oder mehrerer Tuberkel dicht unter dem Epithel eine Einschmelzung des letzteren zustande käme, welche dann als Ulcus imponierte. Das ist jedoch keineswegs richtig, wenigstens braucht es nicht immer richtig zu sein. Um diese Vorgänge zu studieren, muß man natürlich nicht große, tiefe Ulcerationen heranziehen, sondern mikroskopisch kleine Geschwüre,

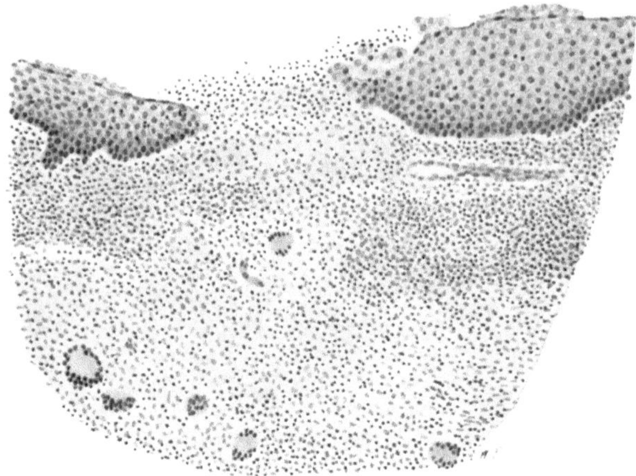

Abb. 15. Kleines tuberkulöses Ulcus der Epiglottis mit abgeschrägten, unterminierten Rändern.

welche sich gelegentlich innerhalb einer sonst völlig intakten Epitheloberfläche vorfinden. An diesen kann man dann feststellen, daß von degenerativen Prozessen, käsigem Zerfall am Tuberkel oder am tuberkulösen Gewebe wenig oder nichts zu finden ist. Ein derartiges mikroskopisch kleines Ulcus präsentiert sich vielmehr so, wie es in Abb. 15 dargestellt ist. Da sieht man rechts und links dickes, völlig intaktes Plattenepithel und in ihm plötzlich einen Defekt. Am Rande desselben sieht man dann, wie die Epitheldecke unterhöhlt wird durch das aus der Tiefe vordringende Gewebe, so daß der Ulcusrand ganz scharfkantig (unterminiert) ist. Die am Rande liegenden Plattenepithelien zeigen Quellung, Vakuolisierung, schlechte Färbbarkeit der Kerne, bilden nur noch Schatten und erleiden auf diese Weise den Zelltod. In den Epitheldefekt hinein drängt sich nun das tuberkulöse Granulationsgewebe, bestehend aus Rundzellen, hauptsächlich Lymphocyten, epitheloiden Zellen und Riesenzellen. In diesem vordringenden tuberkulösen Gewebspfropf sieht man noch verschiedentlich vereinzelte Plattenepithelien oder Gruppen von solchen, die oft alle Stadien des Zugrundegehens zeigen, aber auch wieder, besonders wenn es sich um größere Zellkomplexe handelt, sehr schöne vollkräftige Epithelzellen aufweisen und ohne

Spur von degenerativen Vorgängen mitten in dem tuberkulösen Granulationsgewebe liegen (s. Abb. 16). Auch das letztere zeigt hier keine Spur von käsigem Zerfall.

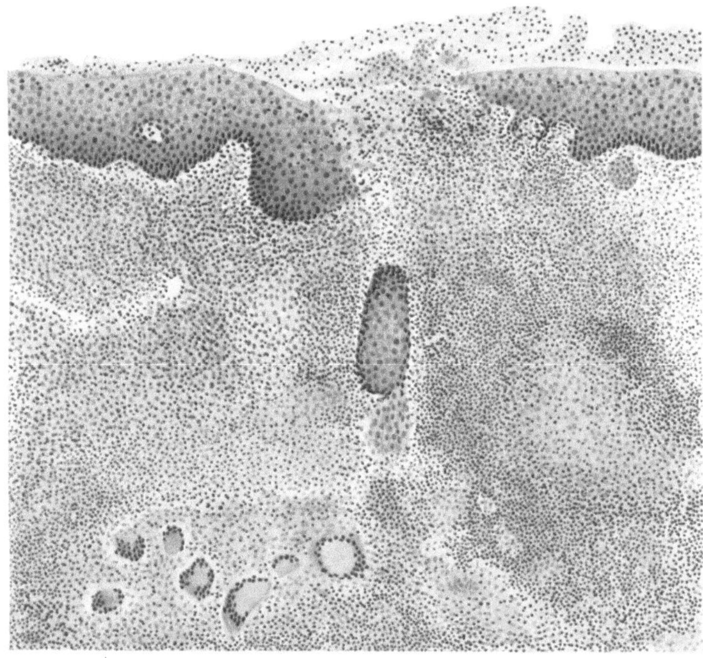

Abb. 16. Kleine Ulceration, darunter tuberkulöses Granulationsgewebe, in ihm abgeschnürt ein Plattenepithelzapfen ohne Degeneration.

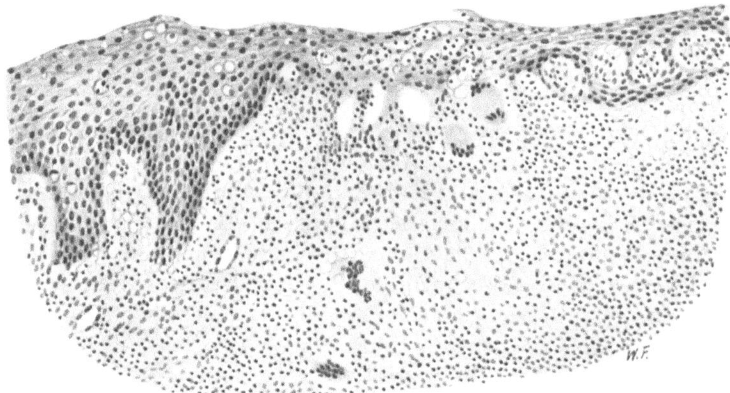

Abb. 17. Präulcus der Epiglottis: Man sieht das stark verdünnte Plattenepithel durchsetzt von Rundzellen, darunter tuberkulöses Gewebe mit reichlichen Riesenzellen. Links Tiefenwucherung des Plattenepithels.

Es ist also keine Frage, daß die ersten Ulcerationen der Schleimhautoberfläche keineswegs durch zerfallene eingeschmolzene Tuberkel zustande kommen müssen, sie werden sicher auch durch das aktive Vordringen des vorläufig intakten tuberkulösen Granulationsgewebes hervorgerufen, welches die Epithelien zum Teil zerstört, zum Teil umwächst und einschließt.

Vorstadien dieses eben geschilderten Prozesses kann man gelegentlich auch beobachten: da sieht man das noch völlig erhaltene Epithel durchsetzt von einer Anzahl von größeren und kleineren Zellen, welche sich als Ausläufer eines subepithelialen Tuberkels präsentieren. An diesen Stellen kann man besonders schön die degenerativen Prozesse der Plattenepithelien erkennen, welche dem Zelltod vorangehen. Hier kann auch die zwar noch vollständig vorhandene, aber schon stark verdünnte Epitheldecke wie ein Sieb aussehen, dessen Stäbe aus den noch erhaltenen Epithelzellen bestehen, dessen Löcher mit Lymphocyten und anderen Zellen gefüllt sind.

Ein solches Vorstadium einer Ulceration habe ich in Abb. 17 abgebildet: Da sehen wir die Bestandteile des tuberkulösen Gewebes, Rundzellen und Riesenzellen gegen die Oberfläche vordringen in der Weise, daß die untersten

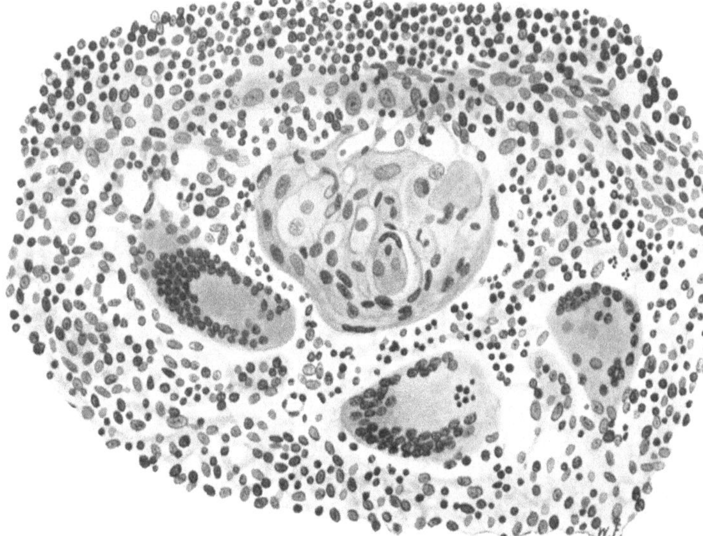

Abb. 18. Abgeschnürter Zapfen von stark degeneriertem Plattenepithel, umgeben von tuberkulösem Granulationsgewebe mit 3 Langhansschen Riesenzellen.

Epithelschichten schon zerstört sind und die Oberfläche derartig verändert, daß sie sicher sehr bald bei längerer Lebenszeit des Individuums vollständig vernichtet worden wäre. An der nur noch dünnen Epitheldecke erkennen wir sehr deutlich die geschilderten Zustände der Aufblätterung und Absplitterung der gequollenen, zum Teil schon kernlosen Plattenepithelien; kein Zweifel, daß hier in kurzer Zeit ein richtiges tuberkulöses Ulcus entstanden wäre. Einen solchen Zustand kann man am besten als *Präulcus* bezeichnen.

Es handelt sich also an diesen Stellen um eine Art *Drucknekrose* der epithelialen Bedeckung, ausgelöst durch den nach der Oberfläche drängenden Tuberkel, nicht um eine Gewebseinschmelzung des unter dem Epithel liegenden Tuberkels, in welchen die Deckschicht hineinbezogen wurde. Daß natürlich auch das letztere vorkommt, soll keineswegs bestritten werden.

Es ist somit der Anfang der *Ulceration* als ein Folgezustand der *Infiltration*, wie sie oben geschildert ist, anzusehen. Beim Vordringen der Tuberkel gegen die epitheliale Oberfläche werden Teile der letzteren von dem tuberkulösen

Granulationsgewebe in der Weise durchsetzt, daß die Plattenepithelien in Inselform aus ihrem normalen Verbande gelöst werden, so daß sie isoliert mitten im Granulationsgewebe liegen (s. Abb. 18). Später verlieren diese Platten-epithelien, deren Qualität im Anfang durch die Intercellularbrücken noch deut-lich gewährleistet wird, ihre normale Form, quellen auf, zeigen Kernverlust und stellen nur noch hyaline Schollen oder Kugeln dar. Eingeschlossen sind sie dann von den tuberkulösen Granulationsgeweben mit oft sehr schönen LANG-HANSschen Riesenzellen. Kein Zweifel, daß diese Plattenepithelien hier in Degeneration begriffen sind, um dann völlig zugrunde zu gehen.

Diese Möglichkeit des Zelltodes jener isolierten Inseln wird noch stark erhöht infolge der deutlich nachweisbaren *Tiefenwucherung des Plattenepithels*. Denn das letztere zeigt nicht bloß *degenerative* Vor-gänge, sondern im Gegenteil exqui-site Wucherungsvorgänge mit sehr intensivem *Eigenwachstum*. An die-sen Stellen kann man nämlich sehr häufig an dem Deckepithel eine be-deutende Vermehrung der Zellen erkennen, welche zweifellos schon in das Gebiet der Pachydermie (s. u.) gehört. Dieses aktive Verhal-ten der Plattenepithelien kann man nicht nur an der Oberfläche, son-dern auch an der Innenschicht, von den Basalzellen ausgehend, gerade beim Beginn des ulcerativen Pro-zesses beobachten. Da kann man sehen, wie von dem Oberflächen-epithel stärkere und feinere Zapfen in die Tiefe gehen, welche sich dann oft weit im Granulationsgewebe nachweisen lassen (s. Abb. 19). Auch sie sind an diesen Stellen deutlich

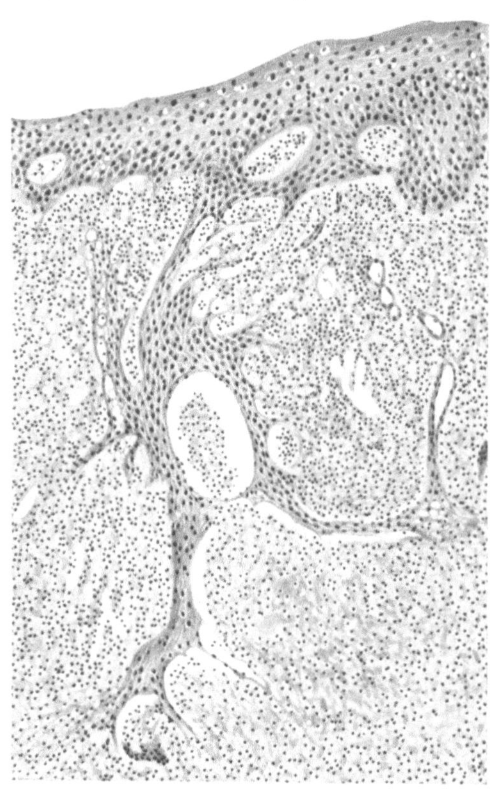

Abb. 19. Ausgedehntes Tiefenwachstum des Plattenepithels ins tuberkulöse Granulationsgewebe.

als Gruppen von Plattenepithelien kenntlich an den schönen Intercellularbrücken, welche die einzelnen Elemente verbinden. Hier sieht man dicke und dünne Zapfen, welche zum Teil durch seitliche Ausläufer kommunizieren und so Netze bilden, deren Maschen mit Granulationsgewebe ausgefüllt sind. Das letztere Verhältnis findet man naturgemäß hauptsächlich bei den dünneren Zapfen, es gibt aber auch ganz dicke solide Zapfen, wie z. B. BLUMENFELD einen abgebildet hat. Der weitere Vorgang ist dann der, daß die Plattenepithelien, welche diesen zapfenförmigen Fortsätzen entsprechen, von dem Granulationsgewebe um-schlossen und isoliert werden, um dann später, wie oben geschildert, zu degene-rieren und gänzlich zugrunde zu gehen. Hierbei kann man gelegentlich beobachten, daß einige LANGHANSsche Riesenzellen die Plattenepithelien besonders hart bedrängen, so daß man den Eindruck erhält, die ersteren dienten hier als Fremdkörperriesenzellen zur Vernichtung der letzteren (s. Abb. 18).

Dieser Kampf zwischen den beiden, verschiedenen Keimblättern entspringenden Gewebsarten scheint mir von hohem Interesse: Wir sehen von unten vom Bindegewebe her das Granulationsgewebe gegen die Oberfläche vorrücken und andererseits von dieser aus Epithelzapfen in großer Anzahl nach unten in jenes pathologische Bindegewebe einwachsen. Beide Gewebsarten durchdringen sich, kämpfen gegeneinander an, das Bindegewebe bleibt Sieger, umklammert die infolge der Durchwachsung losgelösten Epithelzapfen und schließt sie ab. Die einzelnen Elemente, welche von dem Granulationsgewebe und den Riesenzellen umschlossen werden, quellen auf, verlieren den Kern und verfallen so dem Gewebstod. So bleibt in diesem Kampfe der Abkömmling des mittleren Keimblattes Sieger über denjenigen des äußeren, muß aber später selbst zugrunde gehen. Alle einzelnen Stadien dieses Vorgangs, denke ich, werden durch die obige Schilderung und die beigegebenen Abbildungen verständlich sein.

Werden die Ulcerationen *größer,* sieht der Grund der Geschwürsfläche etwas anders aus, während die epithelialen Randpartien ähnlich denjenigen bleiben, wie bei dem *kleinen* Ulcus geschildert. Da sieht man an der Oberfläche reichliche degenerative Prozesse, kenntlich an den feinkörnigen käsigen Massen, auftreten. Das Gewebe, welches von den letzteren überdeckt wird, besteht aus tuberkulösem Granulationsgewebe, oft mit reichlicher Verkäsung. Dort trifft man eine Reihe von stark defekten Tuberkeln mit Riesenzellen, epitheloiden Zellen, Lymphocyten und Leukocyten, untermischt mit Zell- und Kerntrümmern und kernlosen Zellen; sie sind durchsetzt gelegentlich von Fibrinfäden und hyalinen, teils kugeligen, teils balkigen Massen. Je größer bzw. tiefer die Geschwüre sind, desto reichlicher sind die degenerativen Substanzen. In ganz großen Ulcerationen sieht man oft den ganzen Geschwürsgrund bedeckt von feinkörnigen, strukturlosen Massen, dann folgen Trümmer von Zellen und Bindegewebsfasern, noch deutlich ihre eigentliche Struktur zeigend, aber sicher schon abgestorben, oft absolut ungefärbt, dazwischen wieder gefärbte Kerntrümmer und Gewebsfetzen. Dann folgt erst das zellreiche Granulationsgewebe, in welches Tuberkel oder Trümmer von solchen eingelagert sind.

In den mit *Cylinderepithel* gedeckten Partien ist der Vorgang ein ganz ähnlicher, wie er oben bei den mit Plattenepithel versehenen Teilen geschildert ist. Auch hier sieht man im Vorstadium des ulcerativen Prozesses wohlerhaltene Tuberkel ohne Verkäsung bis unter das Epithel gehend. Das letztere zeigt auch hier starke Quellungszustände, sowie allmähliches Absterben, bis es dann ganz zugrunde geht und nur noch mit einzelnen Zellresten auf dem Granulationsgewebe liegt. Stärkere Wucherungen des Cylinderepithels sind nicht so zu beobachten wie beim Plattenepithel, auch habe ich hier nie Epithelkomplexe von Granulationsgewebe umwachsen und eingeschlossen gesehen, wie sie oben geschildert wurden. Sonst aber ist der Prozeß an den mit Cylinderepithel gedeckten Stellen ähnlich wie bei denjenigen, welche Plattenepithel zeigen, besonders sieht man auch hier die Abschrägung der Geschwürsränder in der gleichen Weise. Sehr instruktiv ist es, wenn man zufällig Gelegenheit hat, den Einbruchsvorgang der Tuberkel gegen die Oberfläche als den ersten Beginn der Geschwürsbildung an einem *Drüsenausführungsgang* zu studieren. Dieser

Prozeß spielt sich hier ganz ähnlich ab, wie er oben an der epithelialen Oberfläche geschildert wurde; der Tuberkel drängt von außen das Lumen zusammen,
so daß die Epithelwände gegeneinander gedrängt werden, die Epithelzellen
zerfallen und das tuberkulöse Granulationsgewebe dringt weiter vor. In der
Umgebung der kleineren sowohl als der größeren Geschwüre kann man öfters
eine deutliche *Epithelmetaplasie* beobachten, welche bis an den Rand der Ulceration heranreicht. Da sieht man an dem Geschwürsrand, z. B. des Taschenbandes oder des MORGAGNIschen Ventrikels, also an Stellen, welche sonst
Cylinderepithel tragen, deutliche mehrschichtige Lagen von *Plattenepithel*,
manchmal in ganz enormer Stärke, ja sogar mit außerordentlichen Wucherungs-
erscheinungen: Tiefe Zapfen von Plattenepithel gehen weit ins Bindegewebe
bzw. Granulationsgewebe hinein, ganz wie es oben bei den normalerweise mit
Plattenepithel ausgestatteten Partien geschildert wurde. Distalwärts vom
Geschwürsrand werden die Epithelzapfen flacher und flacher, um dann allmählich

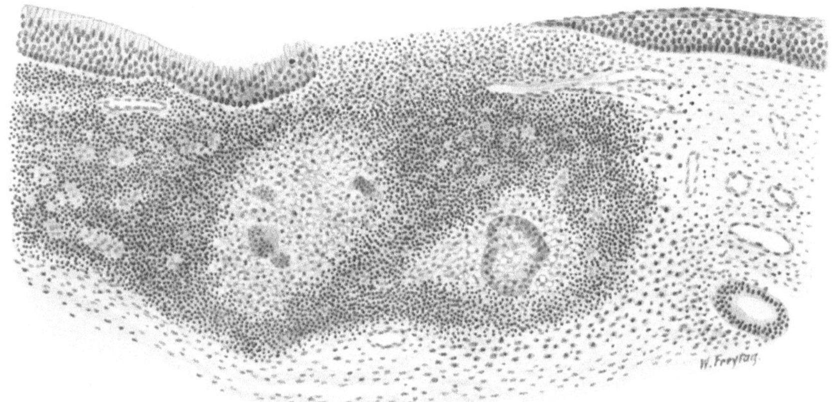

Abb. 20. Taschenband; frisches tuberkulöses Ulcus, rechts am Rande metaplastisch entstandenes
Plattenepithel, links normales Cylinderepithel.

ins normale Cylinderepithel überzugehen, wie wir es auch sonst bei der Metaplasie zu sehen gewohnt sind. Eigentümlich sehen diejenigen Geschwüre aus,
welche auf der einen Seite des Randes Plattenepithel, auf der anderen Cylinderepithel tragen. Diese Verhältnisse werden deutlich durch die Abb. 20: In ihr
sehen wir das vordringende tuberkulöse Granulationsgewebe ohne Verkäsung
ein deutliches Geschwür bilden und sehen den Rand dieses Substanzverlustes,
auf der einen Seite begrenzt von dickem, geschichtetem Plattenepithel, auf der
anderen von hohem Cylinderepithel.

Es ist nun öfters, wie schon oben bemerkt, die Frage ventiliert worden, ob
die Ulcerationen immer spezifischer, also tuberkulöser Natur seien oder ob auch
gemeine, unspezifische, sog. katarrhalische Geschwüre bei der Tuberkulose
vorkämen. Nach den Erfahrungen bei unseren Untersuchungen ist dazu zu
sagen, daß diese nichttuberkulösen Geschwüre außerordentlich selten gefunden
werden. Bei ihnen bestand dann der Grund nicht aus konfluierten Tuberkeln
mit Verkäsung und Riesenzellen, sondern aus einfachem Granulationsgewebe
ohne spezifische Veränderungen. Man kann hier gelegentlich in die größte
Verlegenheit geraten, ob man derartige Ulcerationen tuberkulös nennen soll

oder nicht. So habe ich vor kurzem einen Kehlkopf von einem tuberkulösen Individuum untersucht, welcher eine *typische* einseitige Stimmbandalteration aufwies: leichte Infiltration mit Haufen von Rundzellen ohne Verkäsung, ohne epitheloide Zellen und ohne Riesenzellen, daneben am freien Rande einige ziemlich flache Erosionen. Am Übergang vom Stimmband auf die hintere Wand fand sich jederseits ein ziemlich tiefgehendes Ulcus: in seiner Umgebung typische pachydermische Verdickung der Schleimhaut, die Ränder genau so abgeschrägt (unterminiert) wie es oben geschildert wurde, in der Tiefe des Geschwürs *reines Granulationsgewebe,* bedeckt mit Eiterkörperchen, die zum Teil durch ein dickbalkiges Fibrinnetz mit dem Geschwürsgrund verfilzt waren, dabei keine Spur von Verkäsung, epitheloiden- oder Riesenzellen, noch viel weniger richtige Tuberkel! Auch in der Umgebung sowie im ganzen Kehlkopf keine Tuberkelbildung. Hier wäre auch ein Fall (L. 26) (s. Abb. 60) heranzuziehen, bei welchem das makroskopische Bild schon etwas merkwürdig war: Die Innenfläche der Epiglottis zeigte eine Reihe von schüsselförmigen Grübchen, von welchen man bei dem gehärteten Zustande, in welchem das Präparat uns zuging, nicht sagen konnte, ob Geschwüre vorlagen oder Narben. Die mikroskopische Untersuchung zeigte dann, daß es wirklich Geschwüre waren, aber Geschwüre, die anatomisch nichts von tuberkulösen Veränderungen aufwiesen, sondern gemeines Granulationsgewebe darstellten. Dabei fanden sich weiter entfernt, wenn auch nicht viele, so doch zweifellose Tuberkel. Soll man nun derartige Ulcerationen als *tuberkulöse* ansehen? *Anatomisch* sind sie das sicher nicht, denn alle spezifischen Anzeichen einer Tuberkulose fehlen bei ihnen. Ob allerdings diese einfachen Geschwüre nicht auch durch die Tuberkelbacillen hervorgerufen sind, muß ich dahingestellt sein lassen. E. Fränkel bezeichnet sie als tuberkulöse Geschwüre wegen des von ihm festgestellten Auftretens von Tuberkelbacillen in ihrem Innern. Das kann man auch immerhin tun mit der Einschränkung, daß es wohl *ätiologisch,* aber nicht *anatomisch* tuberkulöse Ulcerationen seien.

Die *Form* und *Größe* des tuberkulösen Geschwüres ist außerordentlich verschieden: Die kleinsten Geschwüre zeigen meist eine runde oder eiförmige Gestalt, größere weisen einzelne Zacken an der Peripherie auf, welche von dem Einbruch *mehrerer* Tuberkel an die Oberfläche Zeugnis ablegen. Die Ulcerationen wachsen dann zunächst nach der Fläche, in die Umgebung, so daß man oft die bekannten großen Defekte sieht, welche ganz große Bezirke der Schleimhaut einnehmen. Sie wachsen aber auch in die Tiefe, oft in Form von Trichtern, welche sich tief ins Gewebe bis ins Perichondrium und weiter erstrecken können. Das kann man natürlich am besten an Frontal- und Sagittalschnitten durch den ganzen Larynx erkennen. Es resultiert daraus die Erkenntnis, daß man bei der laryngoskopischen Untersuchung nicht sicher beurteilen kann, wie weit ein solches Geschwür in die Tiefe geht, weil wir beim Spiegeln nur die Oberfläche zu Gesicht bekommen. Diese tiefgehenden Substanzverluste sind oft, wie oben schon angedeutet, trichterförmig, mit weitem Eingang an der Oberfläche und spitzen Ausläufern in die Tiefe. Der Trichter ist dann gefüllt mit feinkörnigen, käsigen Massen und Eiterkörperchen, seine Wände bestehen aus Granulationsgewebe, dessen Oberfläche auch schon reichliche Nekrosen aufweist. Diese tiefgehenden tuberkulösen Einschmelzungen sind dann meist die Ursache der

3. Perichondritis.

Die tuberkulöse Erkrankung der Knorpelhaut findet sich im Larynx am häufigsten an der Epiglottis und am Aryknorpel, ferner in der Trachea und am Septum narium, kann aber auch alle übrigen knorpelhaltigen Teile der oberen Luftwege ergreifen. Sie ist in der Mehrzahl der Fälle die Folge eines *ulcerativen* Schleimhautprozesses, kann aber auch ohne einen solchen vorkommen. Am einfachsten sind die anatomischen Veränderungen an der Trachea zu studieren:

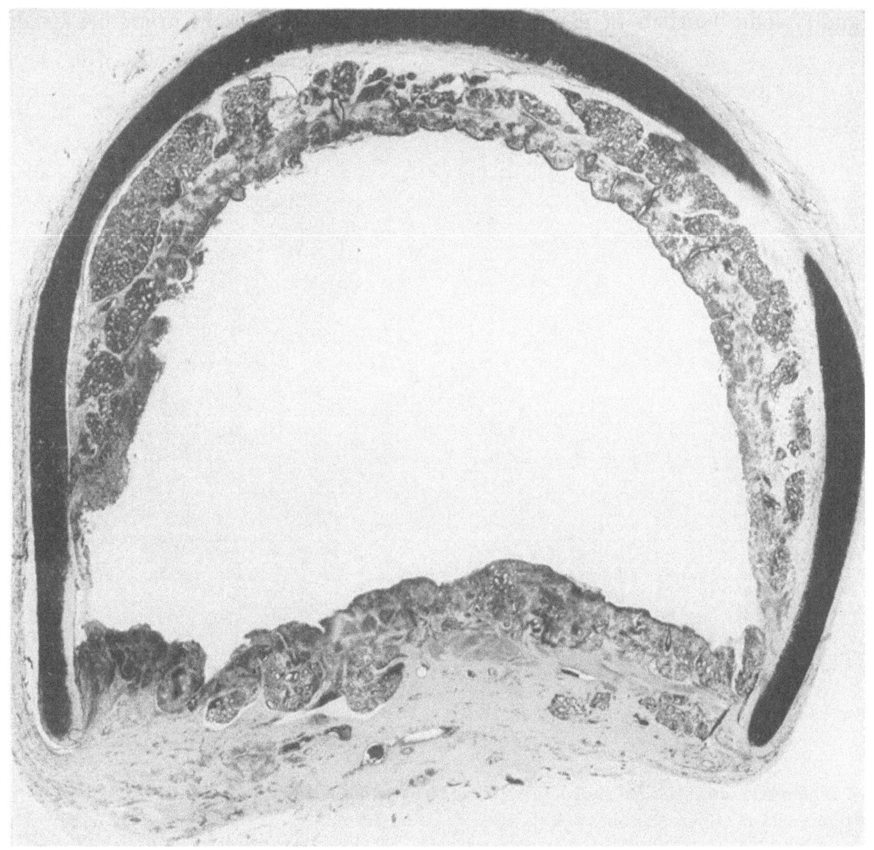

Abb. 21. Tuberkulose der Trachea, links tiefe Ulceration mit beginnender Perichondritis.

Da sieht man (s. Abb. 21) im Grunde einer flachen Ulceration eine Vertiefung, in welcher das Perichondrium völlig zugrunde gegangen ist und der Knorpel teils gänzlich frei daliegt, teils mit feinkörnigen käsigen Massen bedeckt ist. In der Umgebung sieht man das Perichondrium durchsetzt von Rundzellen, welche die einzelnen präformierten Gewebsteile, Bindegewebe, Schleimdrüsen usw. völlig verdecken, so daß das Ganze schon als Granulationsgewebe anzusprechen ist. In ihm finden sich ausgedehnte Nekrosen, kenntlich an den ungefärbten Zellen und feinkörnigen Massen, welche die Begrenzung des Defektes bilden. Kein Zweifel, daß hier infolge der Ulceration eine Einschmelzung der Weichteile erfolgt ist. Aber auch der *Knorpel* zeigt in diesem Stadium schon

Veränderungen: Wir sehen, daß in der oberflächlichen Zone sowohl die Grund-
substanz, wie die Zellen absolut ungefärbt sind, die letzteren sehen aus wie
Schatten, haben ihre Form zum Teil noch bewahrt, sind aber, wie bemerkt,
ungefärbt, während die peripheren Partien Hämatoxylin mit schöner blauer
Farbe angenommen haben. Diese Veränderungen sind als erste Anzeichen des
Gewebstodes anzusehen.

Noch schöner können wir je nach der Ausdehnung der Erkrankung diese
Veränderungen an der Epiglottis beobachten. Hier findet sich die Perichondritis
ebenfalls sehr deutlich in der Tiefe von tuberkulösen Geschwüren, bei denen

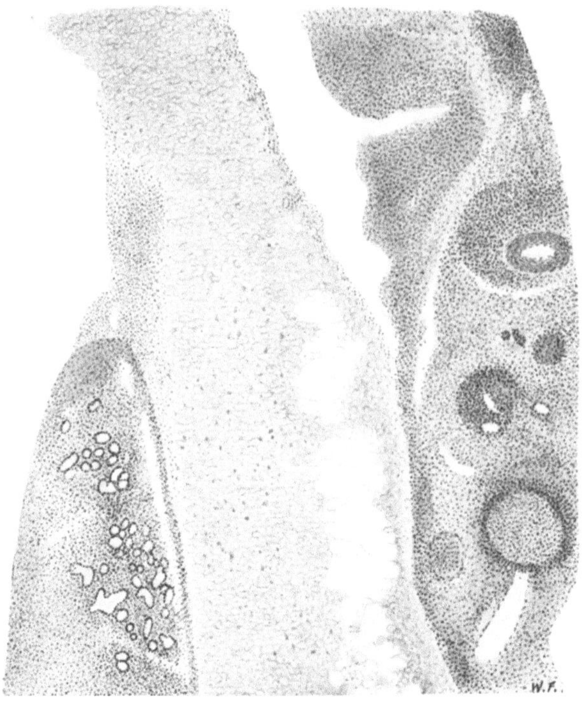

Abb. 22. Perichondritis der Epiglottis, fast völlige Nekrose des Knorpels mit Verflüssigung im Innern.

also schon ein großer Substanzverlust an den Weichteilen vorhanden ist. Da sehen
wir in der Umgebung der erkrankten Stelle massenhaft submuköse Tuberkel,
zum Teil konfluiert und verkäst, sehen wie diese verkästen Massen auch das
Perichondrium durchsetzen und letzteres an bestimmten Stellen zur völligen
Einschmelzung gebracht haben. Da liegt der Knorpel vollständig frei im Ge-
schwürsgrunde und zeigt, besonders wenn die Erkrankung beide Flächen der
Epiglottis betrifft, sehr starke Veränderungen: Auf dem ganzen Querschnitt
hat kaum eine oder die andere Knorpelzelle noch Hämytoxylin angenommen,
überall sieht man nur undeutliche Umrisse in der Grundsubstanz. Auch diese
ist sehr stark verändert. Nicht nur daß sie ebenfalls völlig ungefärbt ist, sie
zeigt sich zerklüftet, *streifig*, weist größere *Defekte* auf, so daß man zu der
Überzeugung kommt, daß hier eine richtige *Verflüssigung* des Knorpels eingetreten ist.

Besonders häufig sieht man den Prozeß der Perichondritis an den Aryknorpeln. Hier kann man alle Stadien dieser Erkrankung studieren. Auch hier sieht man sie auftreten im Grunde eines größeren oder kleineren Geschwüres, bei welchem der ulcerative Prozeß sich nicht auf die submukösen Partien beschränkt, sondern auch die tieferen Schichten ergriffen hat. Im *Anfangsstadium*

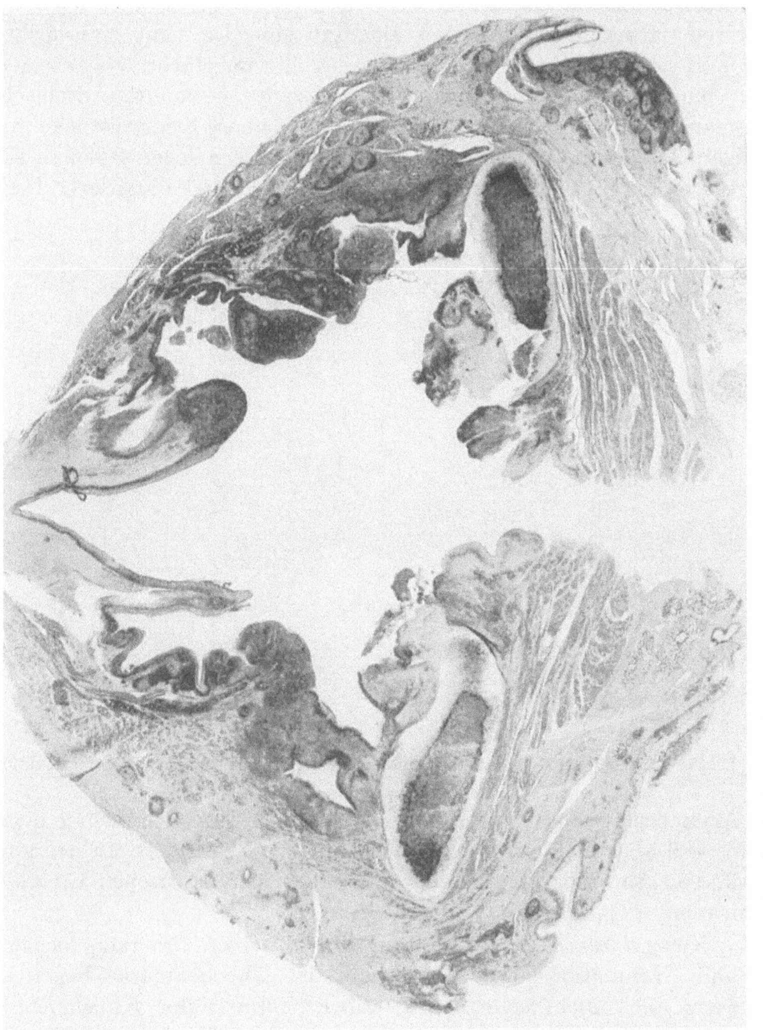

Abb. 23. Perichondritis beider Aryknorpel mit partieller Nekrose und Sequestrierung.

kann man erkennen, daß das Perichondrium in ein tuberkulöses Granulationsgewebe umgewandelt ist, ohne daß seine Kontinuität mit dem Knorpel irgendwie gestört ist, und ohne daß der letztere irgendwie erkrankt ist. Jedoch kann man auch das Gegenteil beobachten. Das Perichondrium ist in der geschilderten Weise verändert, stellt zum größten Teil ein tuberkulöses Granulationsgewebe dar, sitzt aber noch fest auf dem Knorpel, und trotzdem zeigt der letztere nicht etwa an der Peripherie, *sondern im Zentrum die oben geschilderte*

Verflüssigung. Große Bezirke, in denen die Knorpelzellen fehlen und nur feine fädige wabenartige Reste der Grundsubstanz mit feinkörniger geronnener Substanz in seinen Maschen zu erkennen sind. Es ist also für die Einschmelzung des Knorpels nicht nötig, daß das Perichondrium *abgelöst* ist, es genügt vollständig, daß die ernährende Hülle *erkrankt* ist.

Nimmt die Perichondritis einen *größeren Umfang* an, so daß das Perichondrium völlig zerstört ist und der Knorpel ganz frei liegt, so tritt *der Gewebstod* des letzteren natürlich im weitesten Maßstab ein. Da sieht man nicht bloß den von Perichondrium entblößten Knorpel völlig ungefärbt, von käsigen und sonstigen feinkörnigen Massen bedeckt, an seiner gewohnten Stelle liegen, da kann man auch losgelöste blasse größere und kleinere Knorpelstücke in jenen feinkörnigen Massen und tuberkulösen Gewebstrümmern liegen sehen als richtige *Sequester.* Der Vorgang wird durch die Abb. 23 recht gut illustriert. Da sehen

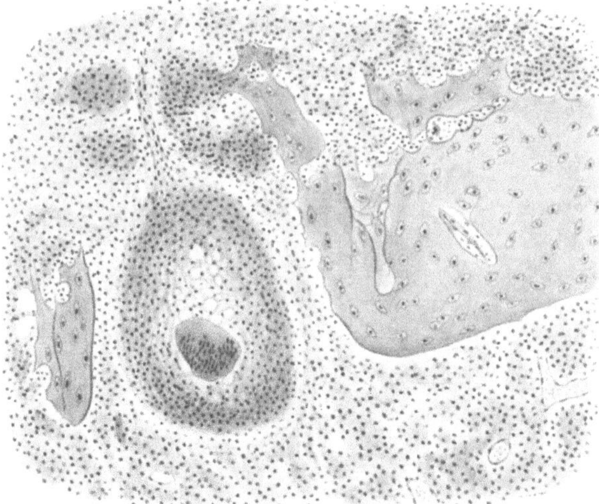

Abb. 24. L. 28. Tuberkel im Knochenmark und Einschmelzung des Knochens im Aryknorpel.

wir den Aryknorpel rechts sowohl wie links zum Teil noch in seiner normalen Lage, zum Teil aber in Form von richtigen Knorpelsequestern an der hinteren Larynxwand liegen, bedeckt von ganz oder partiell nekrotischen tuberkulösen Gewebsmassen.

Ist der Knorpel verknöchert, so kann man zuweilen Tuberkel, käsige Substanzen und Granulationsgewebe innerhalb des Knochenmarks liegen sehen, ebenso, wenn auch nicht sehr häufig, Einschmelzung der Knochenbälkchen mit HOWSHIPschen Lakunen und Osteoclasten und daneben einzelne kleine Knochensequester, ein Zustand, den man schon als richtige *tuberkulöse Osteomyelitis* bezeichnen kann (s. Abb. 24).

Wir können somit im wesentlichen als Folge der Perichondritis eine *Verflüssigung* oder eine völlige *Nekrose* des Knorpels feststellen.

In anderen Fällen kann man aber auch eine richtige *Chondritis* am Knorpel beobachten, die doch etwas anders aussieht. Da kann man feststellen, wie das Granulationsgewebe in den Knorpel hineinzieht, sich hier Wege und Straßen

schafft, auf welchen die Zellen in die Substanz vordringen, so daß die letztere
gewissermaßen in einzelne Bezirke aufgeteilt wird. Natürlich geht der Knorpel
auch hier zugrunde, aber auf ganz andere Weise wie bei der einfachen Nekrose,
er wird hier nicht in Form von größeren oder kleineren Sequestern ausgestoßen,
sondern in mikroskopisch kleinen Teilchen durch das eindringende Granulationsgewebe zum Schwinden gebracht, ähnlich wie der Knochen bei der geschilderten
Osteomyelitis (s. u.).

4. Geschwülste.

Zwei Arten von Tumoren sind es, welche bei der Tuberkulose der oberen
Luftwege beobachtet werden: die *Tuberkulome* und die *pachydermischen*
Geschwülste. Diese beiden Formen möchte ich im Gegensatz zu BLUMENFELD
prinzipiell voneinander abtrennen.

a) Tuberkulome [1].

Als *Tuberkulome* bezeichnet man gewisse Produkte der Tuberkulose, welche,
im Gegensatz zu den diffusen Infiltraten, als circumscripte Tumoren, richtige
Geschwülste in die Erscheinung treten und sicher früher oft genug mit malignen
Geschwülsten verwechselt worden sind. Seit einer Reihe von Jahren jedoch
wissen wir schon, daß derartige Geschwülste bei tuberkulösen Individuen vorkommen, selten bei solchen Patienten, an denen irgendeine andere Art von Tuberkulose sonst nicht nachzuweisen ist. In erster Linie finden wir diese Geschwülste
in den oberen Luftwegen, seltener im Mittelohr, bei jeder Art von tuberkulöser
Erkrankung, bei der echten Tuberkulose sowohl wie beim Lupus. Von den
oberen Luftwegen können alle Teile mit Tuberkulomen behaftet sein: die Nase,
der Rachen und der Kehlkopf. Pathologisch-anatomisch sind diese Geschwülste
besonders studiert worden in den Arbeiten aus der BRIEGERschen Klinik in
Breslau, von GÖRKE und später von PASCH. An unserer Klinik haben wir diese
keineswegs allzu seltenen Tumoren in verhältnismäßig großer Anzahl sowohl
in Straßburg wie in Würzburg beobachtet und eine größere Menge von makroskopischen und mikroskopischen Präparaten sammeln können, so daß wir
Gelegenheit haben, auch hier nach eigenen Untersuchungen die anatomischen
Verhältnisse dieser Tumoren wiederzugeben.

Makroskopisch präsentiert sich die Geschwulst gewöhnlich als rundlicher
oder länglicher Tumor, der sich weit über die Schleimhautoberfläche erhebt
und selbstverständlich in den verschiedensten Größen zur Beobachtung kommt.
Er sitzt gewöhnlich mit kurzem Stiele oder auch breitbasig der Schleimhaut
auf und imponiert in der Mehrzahl der Fälle als echter Tumor. Die Farbe ist
meist eine rote, selten hellrot, öfter dunkelrot, auch blaurot, die Oberfläche
meist glatt, gelegentlich auch etwas gerunzelt und fast niemals ulceriert. Er
ist meistens ziemlich scharf abzugrenzen von den tuberkulösen Infiltraten der
Schleimhaut, selbst von denen, welche sich kegelförmig oder kugelig über die
Oberfläche erheben, wie z. B. an der hinteren Larynxwand, doch ist ohne weiteres
zuzugeben, daß die Abgrenzung gelegentlich keine sehr scharfe ist, daß es also

---

[1] Über diese Geschwülste habe ich erst im vorigen Jahre mich an anderer Stelle
ausgesprochen in einem klinischen Vortrag, aus welchem ich wohl das, was dort über
das pathologisch-anatomische Bild gesagt war, zum Teil wörtlich entnehmen darf.

vereinzelte Fälle gibt, von denen man nicht sicher sagen kann, ob ein Infiltrat
vorliegt oder ein Tuberkulom. In der älteren Literatur ist jedenfalls diese Abgrenzung nicht immer durchgeführt, so daß unter dem Namen Tumor tuber-
culosus zweifellos gelegentlich beide Arten von Erkrankung zusammengefaßt
wurden, und doch glaube ich, daß hier zwei ganz verschiedene
Dinge vorliegen, welche nur in sehr seltenen Fällen ineinander
übergehen können.

Abb. 25. Gestieltes
Tuberkulom der
vorderen Kommis-
sur, rechts oben
Stielansatz.
⁹/₁₀ natürlicher
Größe.

Das *makroskopische Bild* eines solchen Tumors ist in Abb. 25
wiedergegeben. Er saß an der vorderen Commissur, dicht
unterhalb der beiden Stimmbänder an der vorderen Larynxwand, pendelte bei der Respiration an seinem kurzen Stiele
nach oben und unten und wurde eines Tages spontan aus-
gehustet. Man sieht an ihm sehr schön die Form, Größe und die natürlichen
Farben, sowie oben rechts die Ansatzstelle des kurzen Stieles.

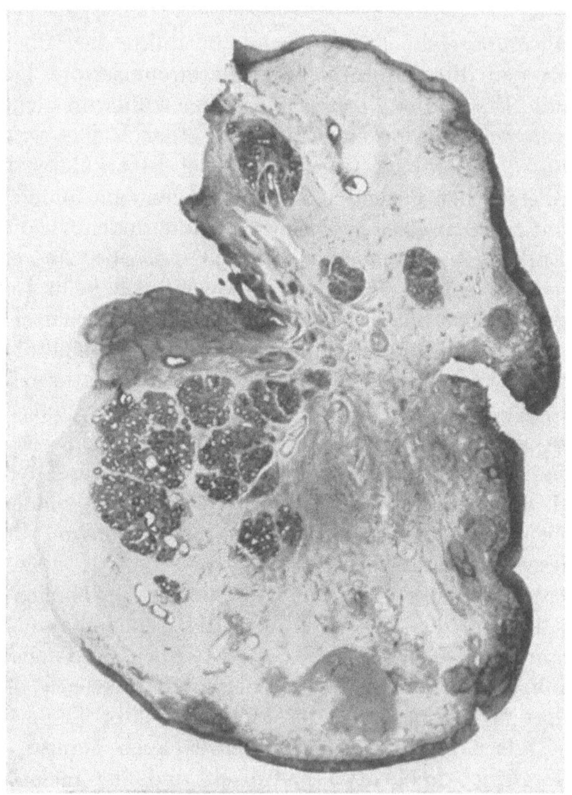

Abb. 26. Fibrotuberkulom des Taschenbandes. (Die einzelnen Tuberkel treten in der Photographie
nicht so scharf hervor wie die Drüsen.)

Was das mikroskopische Bild anbetrifft, so können wir hier zwei verschiedene
Typen unterscheiden: 1. Tuberkulome, deren Hauptkonstituenz außer den
typischen Tuberkeln aus Bindegewebe besteht, also *Fibrotuberkulome*, 2. Geschwülste, welche neben den Tuberkeln fast ausschließlich Granulationsgewebe
aufweisen, also *Granulotuberkulome*.

Die *Fibrotuberkulome*, welche übrigens mit guter Abbildung auch von BLUMENFELD geschildert werden, habe ich fast ausschließlich im Kehlkopf gefunden an der hinteren Wand und am Taschenband. Sie sind, nach den wenigen Fällen, die ich zu untersuchen Gelegenheit hatte, fast immer gestielt, so daß man sie ganz gut mit der Schlinge abtragen kann. Mikroskopisch zeigen sie in erster Linie große Mengen von Bindegewebe, welches mehr oder weniger reichlich alle Arten von Bindegewebszellen enthält. In dieses Bindegewebe eingelagert sieht man nun typische Tuberkel oder Gruppen von solchen, gewöhnlich sehr deutlich kenntlich an den zentral gelegenen LANGHANSschen Riesenzellen. Auffallend ist die außerordentlich geringe Verkäsung an den Tuberkeln in diesen Geschwülsten. Die Bedeckung kann ein geschichtetes Plattenepithel oder Cylinderepithel sein, je nach dem Standort dieser Geschwülste.

Die *Granulotuberkulome* sehen wesentlich anders aus. Das Granulationsgewebe stellt das Hauptkonstituens der ganzen Geschwulst dar. Es besteht aus einem feinen Netzwerk, in welches reichlich Lymphocyten, Leukocyten und andere vom Bindegewebe herstammende Elemente eingelagert sind. Innerhalb dieses Granulationsgewebes liegen dann die Tuberkel, typische aus Rundzellen, epitheloiden Zellen

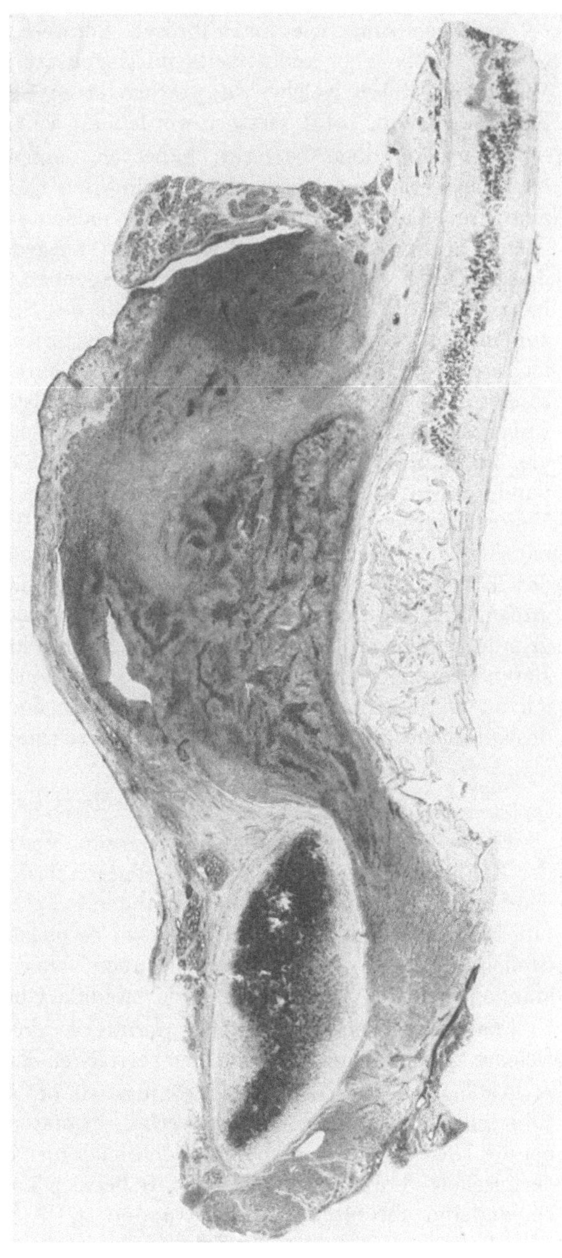

Abb. 27. Tuberkulom des Stimmbandes mit partieller Verkäsung (s. Text).

und LANGHANSschen Riesenzellen bestehende Knötchen, welche oft konfluieren und von dem Granulationsgewebe in ihrer Umgebung gelegentlich schwer abzugrenzen sind. Auffallend ist auch hier an diesen typischen Tuberkeln, daß sie eine außerordentlich geringe Neigung zum Zerfall zeigen, verkäste Massen wird man hier fast niemals antreffen.

Auch sie sind, wie ihre fibrösen Schwestergeschwülste, gar nicht selten gestielt, haben aber andererseits im Gegensatz zu jenen oft ein infiltrierendes Wachstum, durch welches die präformierten Gewebsteile, z. B. das knorpelige Septum narium, total zerstört werden (s. u.).

Wie schon oben bemerkt, habe ich nennenswerte Degenerationszustände oder gar Verkäsung bei diesen tuberkulösen Geschwülsten fast immer vermißt; eine sehr eklatante Ausnahme sei hier jedoch verzeichnet. Es war das ein isolierter Stimmbandtumor, welcher eine ausgedehnte Verkäsung aufwies. In diesem Falle war von einem hervorragenden auswärtigen Fachkollegen der halbe Kehlkopf wegen malignen Tumors des Stimmbandes exstirpiert und mir zur mikroskopischen Untersuchung nach Straßburg geschickt worden. Die letztere zeigte dann, daß es sich keineswegs um einen malignen Tumor handelte, sondern daß die ganze Stimmbandgeschwulst aus Granulationsgewebe und Tuberkeln bestand, welche zum großen Teil verkäst waren. Die Abb. 27 zeigt uns den Tumor im Frontalschnitt: wir sehen da oben das ganz normale Taschenband, darunter einen Spalt, welcher dem stark reduzierten MORGAGNIschen Ventrikel entspricht und darunter den riesigen Tumor, welcher dem Stimmband angehört. Man erkennt auch bei dieser schwachen Vergrößerung schon, daß der Tumor aus Granulationsgewebe und Tuberkeln besteht, daß aber zum großen Teil ein käsiges Gewebe vorliegt, welches zweifellos Zeuge für zugrunde gegangene tuberkulöse Produkte innerhalb der Geschwulst ist. Diesen Befund konnte ich aber bei der großen Anzahl derartiger Neubildungen, welche ich zu untersuchen Gelegenheit hatte, nur ein einziges Mal erheben. Er ist deshalb sicherlich als eine Ausnahme anzusehen.

b) Pachydermische Geschwülste.

Unter Pachydermie verstehen wir eine Verdickung der Haut, von welcher der Kehlkopf, gelegentlich auch die übrigen Teile der oberen Luftwege betroffen werden. Wir finden diese Veränderungen lediglich an denjenigen Teilen, welche mit Plattenepithel gedeckt sind, wobei es gleichgültig ist, ob die betreffenden Stellen normaliter Plattenepithel haben, oder erst durch pathologische Zustände, also Metaplasie, eine epidermoidale Oberfläche erhalten haben.

Charakteristisch für die Pachydermie ist die Zunahme des Plattenepithels, welches oft eine ungeheure Dicke erreichen kann.

Anfänge dieser Erkrankung können wir bei allen Formen der geschilderten tuberkulösen Veränderungen antreffen, in erster Linie bei der Infiltration und bei der Ulceration. Doch möchte ich gleich hier bemerken, daß wir diese pachydermischen Veränderungen nicht nur bei der Tuberkulose sehen, sondern auch bei anderen chronischen Reizzuständen, z. B. bei der *chronischen Laryngitis*. Allerdings sind nach unseren Erfahrungen größere, tumorartige pachydermische Excrescenzen gewöhnlich nicht bei rein entzündlichen Fällen, sondern bei der Tuberkulose anzutreffen.

Makroskopisch zeichnen sich diese Pachydermien aus durch ein mehr oder minder starkes Hervorragen über die Oberfläche, durch eine hellrote oder noch öfter durch eine rein weiße kreidige Farbe und eine meist etwas runzelige, seltener eine glatte Oberfläche. Wachsen diese Pachydermien, so treten sie weiter in das Lumen des betreffenden Hohlraumes, bilden richtige papilläre Tumoren, welche den gewöhnlichen Warzen der Haut außerordentlich nahestehen. Aus diesem Grunde wird die Affektion seit langer Zeit als *Pachydermia verrucosa* bezeichnet.

Die ersten Anfänge dieser Plattenepithelwucherung haben wir ja schon oben an anderer Stelle als Begleiterscheinung der Ulceration geschildert. Bei

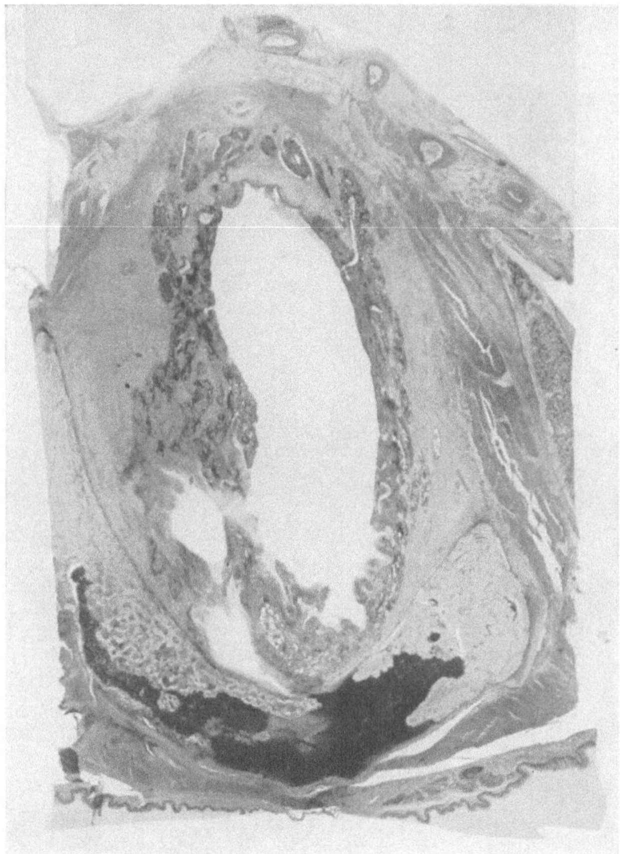

Abb. 28. Infiltration und Ulceration mit Pachydermie.

rein infiltrativen Zuständen kann man sie ebenfalls in schönster Weise beobachten.

Schon in diesen frühen Stadien kann man sehen, daß nicht nur das *Plattenepithel* außerordentlich stark vermehrt ist, sondern daß an der Substanzzunahme sich auch das darunterliegende *Bindegewebe* bzw. Granulationsgewebe in hervorragender Weise beteiligt. Als Beispiel sei die Mikrophotographie (s. Abb. 1) herangezogen. Da sehen wir an der Schleimhaut der Epiglottis, daß nicht nur eine kolossale Schicht von vielen Lagen Plattenepithels sich über die Oberfläche erhebt, sondern daß auch das darunterliegende, von Zellen durchsetzte Bindegewebe an dem Bau dieser Erhebung sich beteiligt.

Es ist also das Wesentliche dieser Pachydermien eine Wucherung des Plattenepithels und des darunterliegenden Bindegewebes.

In den ersten Wucherungsstadien kann man eigentlich von einem Tumor noch nicht sprechen. Erst wenn die Wucherung größer wird, sich weit über die

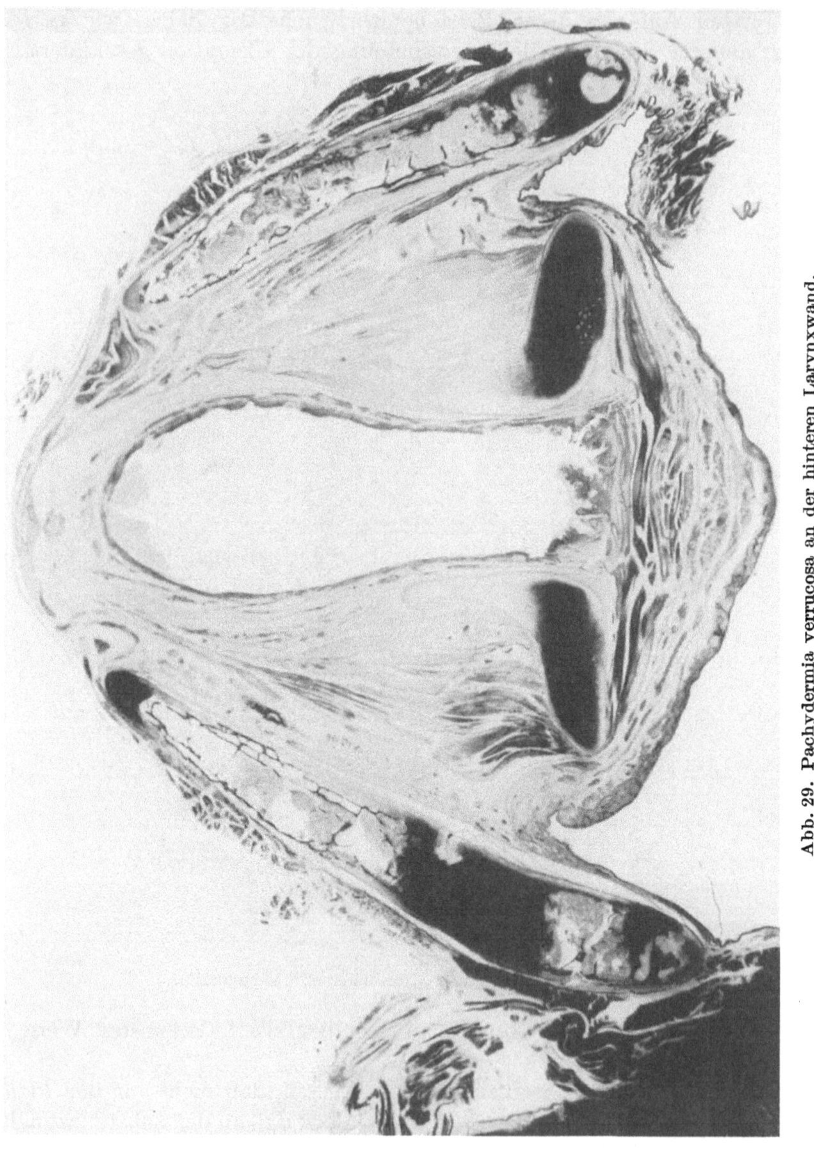

Abb. 29. Pachydermia verrucosa an der hinteren Larynxwand.

Oberfläche erhebt, oft mit multiplen papillären Excrescenzen, dann aber auch wieder als solide dicke kissenartige Erhebung, können wir der Erkrankung den Namen einer *Geschwulst* geben, in der sicheren Erkenntnis, daß hier kein echter Tumor vorliegt, *sondern eine durch einen chronischen Reizzustand hervorgerufene Hyperplasie präformierter Gewebsteile.*

Diese geschwulstartigen Neubildungen können solitär und multipel, z. B. an der hinteren Larynxwand und am Processus vocalis, auftreten und oft eine recht erhebliche Größe erreichen.

Mikroskopisch sehen wir in ihnen die bekannten Bilder einer Warze, eines Papilloms, d. h. einen bindegewebigen, gefäßtragenden Grundstock, meist stark verzweigt, überzogen von oft kolossalen Lagen eines dicken Plattenepithels. In der Tiefe dieses bindegewebigen Grundstockes, seltener auch dicht unter dem Epithel, sehen wir nun typische Tuberkel mit LANGHANSschen Riesenzellen, und zwar nicht bloß bei zweifellos tuberkulösen Kehlköpfen, sondern auch bei Kehlköpfen, welche sonst keine Spur von Tuberkulose aufweisen. Die Erkenntnis dieser Tatsache scheint mir nicht nur pathologisch - anatomisch, sondern auch klinisch von großer praktischer Bedeutung; denn man muß damit rechnen, daß bei den pachydermischen papillären Excrescenzen, welche man so oft als scheinbar harmlose Alterationen in sonst normalen Kehlköpfen antrifft, oft genug in der Tiefe typische Tuberkel anzutreffen sind, und sich die ganze Affektion somit nicht als harmlose Veränderung, sondern als Anzeichen einer schweren spezifischen Allgemeinerkrankung erweist. Diese Tatsache erscheint mir besonders in prognostischer Beziehung von Bedeutung, und es scheint mir nötig, bei all diesen pachydermischen Geschwülsten, falls die Exstirpation nötig ist, die mikroskopische Untersuchung folgen zu lassen. Dann wird

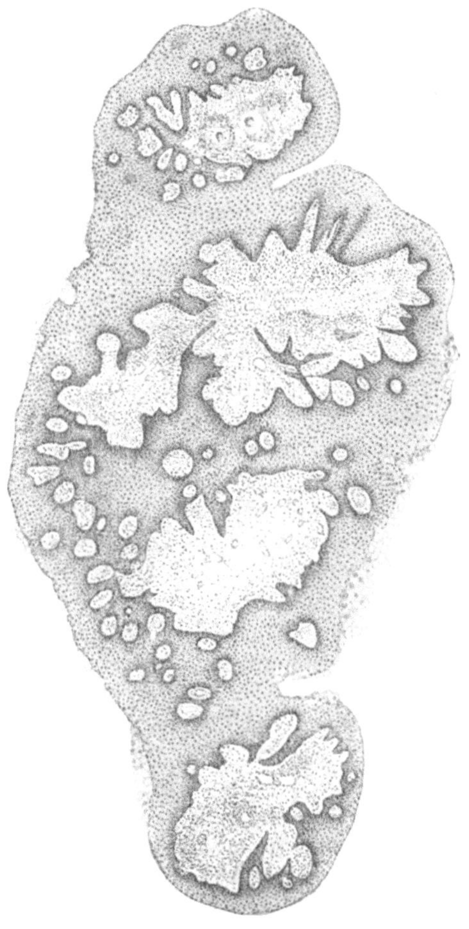

Abb. 30. Pachydermischer Tumor vom Processus vocalis des Stimmbandes, oben im Grundstock 2 Tuberkel mit Riesenzellen.

man immer wieder erstaunt sein, wenn man, ohne vorher mit der Diagnose Tuberkulose gerechnet zu haben, bei der mikroskopischen Untersuchung richtige Tuberkel in der pachydermischen Geschwulst findet. Selbstverständlich fällt die Untersuchung auch oft genug negativ aus, denn, wie schon oben bemerkt, kann die Pachydermia laryngis auch als Produkt einer gewöhnlichen chronischen Laryngitis auftreten, aber es erhellt doch aus dem oben Gesagten, daß diese Pachydermien immer mit Vorsicht zu betrachten sind, weil sich oft genug eine versteckte Tuberkulose in ihnen verbirgt.

Die Verbindung der pachydermischen Wucherungen mit dem spezifisch tuberkulösen Granulationsgewebe ist meist eine sehr innige, insofern als besonders bei den *diffusen* Pachydermien das ganze darunterliegende Gewebe aus tuberkulösem Granulationsgewebe besteht. Das haben wir oben schon des genaueren ausgeführt. Es kann aber auch die Tuberkelbildung eine außerordentlich spärliche sein, besonders bei den warzenartigen Geschwülsten, welche manchmal nur in *einem bindegewebigen Grundstocke* ein oder zwei Tuberkel aufweisen, während die daneben liegenden papillären Excrescenzen frei davon sind. Dafür möge als Beweis die Abb. 30 dienen. In ihr sehen wir eine gewöhnliche mehrfingerige Warze von typischer Form mit bindegewebigem Grundstock und dickem Plattenepithel und in einem der Zipfel mitten im Bindegewebe 2 typische Tuberkel mit schönen LANGHANSschen Riesenzellen. Es können also diese ganzen pachydermischen Auswüchse nicht nur auf Grund einer unter der Epitheldecke liegenden Tuberkulose entstehen, sondern es können auch die Tuberkel sich an dem Aufbau dieser kleinen Geschwülste beteiligen.

Aus diesem Grunde scheint es mir nicht weiter wunderbar, daß auch diese Pachydermien *ulcerieren* können. Ich habe das zwar nicht häufig gesehen und auch nicht gerade bei den sehr großen warzigen Auswüchsen, aber doch erst vor wenigen Tagen eine typische dicke Pachydermie des Processus vocalis mit zweifelloser Ulceration untersucht, welche das ganze Plattenepithellager durchsetzte.

Diese ganzen Pachydermien gehen also, wie geschildert, von einer Wucherung des Oberflächenepithels aus, bei welchem Vorgang die dicken Plattenepithelmassen sich teils über die Oberfläche geschwulstartig in den betreffenden Hohlraum erheben, teils in die Tiefe wuchern und hier dicke epitheliale Klötze bilden, welche oft vielfache und weitgehende Verzweigungen bilden.

An einigen Fällen (z. B. L. 19) konnte man jedoch feststellen, daß diese Plattenepithelklötze in der Tiefe des erkrankten Gewebes auch auf ganz andere Art entstehen können. Da war zu sehen, daß diese Plattenepithelblöcke teils wurstförmig, teils kugelig, außerordentlich scharf umgrenzt waren, ja sogar eine feine bindegewebige Membran als Umhüllung hatten, durch die sie sehr scharf von dem übrigen Gewebe abgesetzt waren. Bei diesen Fällen konnte man dann unschwer nachweisen, daß diese großen Plattenepithelanhäufungen nicht von der Oberfläche herkamen, sondern zweifellos *ehemaligen Ausführungsgängen der Schleimdrüsen* entsprachen. Man sah neben den soliden Epithelkörpern gelegentlich ähnliche Gebilde, welche ein feines Lumen ungefähr in der Mitte zeigten, an dem noch deutliches hohes Cylinderepithel nachzuweisen war. Im Lumen selbst lagen dann gewöhnlich feinkörnige Massen mit wenigen Zellen untermischt. Nicht weit davon konnte man dann zweifellose schlauchartige Gebilde sehen, die zum größten Teil noch mit einer einfachen Schicht Cylinderepithels ausgekleidet waren und sicher je einen Ausführungsgang darstellten. An irgendeiner Stelle des Lumens erhob sich dann ein mehr oder weniger dicker Hügel, welcher nur noch am Rande Cylinderepithel zeigte, sonst aber aus Plattenepithel bestand. Zwischen diesen Bildern und dicken soliden Plattenepithelklötzen und Strängen waren dann alle Übergänge aufzufinden, wie aus dem betreffenden Protokoll ja hervorgeht. Betrachten wir z. B. die Abb. 31: da sehen wir einen Schrägschnitt von einem derartigen Plattenepithelstrang und in ihm, fast zentral gelegen, eine Lichtung, mit Cylinderepithel ausgekleidet, welche in das Plattenepithel übergeht. Kurz, es ist keine Frage, daß hier außerordentlich große und reichliche pachydermische Wucherungen, welche weit in das Gewebe hineingehen, durch eine *Metaplasie des Cylinderepithels der Drüsenausführungsgänge* mit nachfolgender enormer Zellvermehrung zustande kommen.

Welche Ursache für diese eigenartige Erscheinung heranzuziehen ist, kann man schwer sagen. Jedenfalls spielt wohl die Dilatation der Drüsenausführungsgänge, welche sich mehrfach nachweisen ließ, hierbei eine Rolle. Diese wiederum ist wohl hervorgerufen durch die starke Infiltration des umliegenden Bindegewebes. Bemerkenswert ist noch, daß diese Erscheinung fast nur an der hinteren Kehlkopfwand angetroffen wurde, und zwar sowohl an der laryngealen wie an der ösophagealen Fläche.

Von großem Interesse sind nun diejenigen Bilder, in denen diese metaplastisch entstandenen Plattenepithelwülste und Stränge an *ulcerierten* Partien zu beobachten sind. Da sieht man dicke pachydermische Excrescenzen mitten in einer großen Ulceration sich frei über die Oberfläche erheben und kann sich zunächst nicht erklären, wie diese epithelialen Massen in das Granulationsgewebe hineinkamen, ohne irgendeinen Konnex mit der Oberfläche zu haben. An geeigneten Schnitten kann man feststellen, daß diese Pachydermien in der Tat mit dem Oberflächenepithel nichts zu tun haben, sondern aus der Tiefe kommen und von dem geschilderten *metaplastisch* entstandenen *Plattenepithel* der *Drüsenausführungsgänge* ihren Ausgang nehmen. Es gelang sogar (L. 28) in einem *Schnitt* zu erkennen, daß

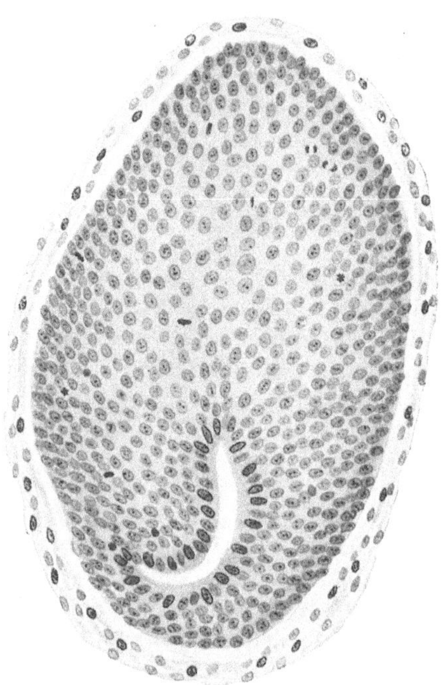

Abb. 31. L. 19. Epithelmetaplasie im Ausführungsgang einer Schleimdrüse mit Übergang in Pachydermie (s. Text).

intaktes Cylinderepithel des Ganges sich nach oben in einen Plattenepithelstrang fortsetzte, und daß dieser letztere wieder durch das Granulationsgewebe des Ulcus hindurch kontinuierlich überging in die Pachydermie, welche die ulcerierte Oberfläche pilzartig überragte.

Diese enorme Wachstumsenergie des neuentstandenen Plattenepithels ist etwas ganz Merkwürdiges. Nicht nur an der ulcerierten Oberfläche der ehemaligen Schleimhaut ist sie zu bemerken, auch an *pathologischen Hohlräumen,* z. B. *perichondritischen Höhlen* kann man erkennen, daß hier das Plattenepithel in dicker Lage mit tiefen Zapfen sich ausbreitet und den bloßgelegten Knorpel überzieht. Das geschieht sogar an einzelnen isolierten Knorpelstückchen des Aryknorpels, von denen man annehmen muß, daß sie fast vollständig sequestriert sind. Jedenfalls zeigen sie nur noch Andeutung von Knorpelzellen und kaum färbbare Kerne, sowie eine ganz blasse Grundsubstanz, in welche von der anderen Seite Granulationsgewebe eindringt. Gelegentlich kann man da sehr eigenartige Bilder sehen: ein fast sequestriertes Knorpelstück, in dem kaum noch Schatten von Knorpelzellen zu sehen sind, auf der einen Seite durchsetzt von Granulationsgewebe mit beginnender Organisation, auf der anderen Seite hart bedrängt oder auch schon durchpflügt von Plattenepithelzapfen, welche von den pachydermischen Wülsten ausgehen (s. Abb. 34).

Auch an anderen Stellen, nicht bloß am Knorpel, kann man öfters diese enorme Wachstumsenergie des Plattenepithels feststellen, und zwar ebenfalls dort, wo starke Substanzverluste an den präformierten Teilen vorausgegangen waren. So sieht man gelegentlich in der Taschenbandgegend auf großen ulcerierten Flächen das Granulationsgewebe in der ganzen Circumferenz von höckerigen Excrescenzen unterbrochen, welche mit dicken Lagen von Plattenepithel bedeckt sind. Kein Zweifel, daß hier das Plattenepithel zum *größten Teil neugebildet* und nur zum kleinen Teil durch einfache Umwandlung des alten Cylinderepithels entstanden ist.

Sekundäre Veränderungen spezifischer Gewebsteile.

Schon bei den obigen Ausführungen haben wir gelegentlich der Beschreibung von den verschiedenen Stadien der Tuberkulose vereinzelte Veränderungen beschrieben, die nicht spezifischer Natur sind, also keine tuberkulösen Alterationen darstellen, sondern mehr in das Gebiet der entzündlichen und der degenerativen Erscheinungen gehören. Sie betreffen einzelne spezifische Gewebsteile und scheinen mir doch wichtig genug, um hier des genaueren geschildert zu werden.

1. Muskeln.

An den quergestreiften Muskelfasern kann man, wenn auch nicht häufig, eigentümliche Veränderungen auftreten sehen. Schon E. FRÄNKEL hat, wie oben bemerkt, der Erkrankung der Muskulatur eine eigene Arbeit gewidmet und hauptsächlich Atrophie und Infiltration an ihnen beschrieben. Doch kann man auch noch andere höchst merkwürdige Erscheinungen auftreten sehen, welche hier besonders beschrieben werden sollen, zumal da sie stellenweise so hochgradig sind, daß sie sich auch *klinisch* durch mangelhafte Funktion bemerkbar machen müssen. Die Fasern verlieren ihre Querstreifung oder zeigen nur noch Spuren von solchen, sind in der Querrichtung wie in Stücke zerhackt oder auch wie abgebrochen, zeigen kolbige Auftreibungen, dann auch wieder Aufsplitterung in der Längsachse und zerfallen schließlich ganz in Trümmer. Diese liegen dann in den merkwürdigsten Formen, wie Spieße, Bänder, Fetzen usw. im Gewebe. Oft hängen die Fetzen noch zum Teil mit ehemaligen Muskelfasern zusammen, deutlich erkenntlich an den Resten von Querstreifung. In diesem ganzen Trümmerfeld liegt dann eine ganze Anzahl von dicken, rundlichen oder länglichen Zellen, welche vollgepfropft sind mit gröberen Körnern und oft kleine Fortsätze an der Peripherie zeigen. Zweifellos handelt es sich hier um Histiocyten, welche die zerstörten Muskelteile abtransportieren. Die *Gefäße* in diesen Partien zeigen eine ausgesprochene *hyaline Degeneration* der Wandschichten: die letzteren sind dick und glasig gequollen, haben unregelmäßige buckelige Verdickungen an der Außenwand, lassen weder Zellen noch Kerne noch Fasern erkennen, weil alles in eine stark transparente hyaline Masse umgewandelt ist, nur das Endothelrohr hebt sich meist noch sehr scharf im Zentrum dieser hyalinen Klumpen und Bänder ab.

Zweifellos ist hier an *Muskelfasern* und *Gefäßen* ein stark *degenerativer Vorgang* zu konstatieren.

Das Merkwürdige ist, daß diese Degenerationsstellen meist ziemlich fern von den tuberkulös erkrankten Schleimhautpartien liegen und selbst absolut nichts von spezifisch - tuberkulösen Vorgängen erkennen lassen. Zwar traf ich sie unterhalb von tuberkulösen Geschwüren, z. B. im Musculus vocalis, jedoch ohne daß eine Kommunikation zwischen den erkrankten Muskelfasern und tuberkulösem Geschwür festzustellen war. Ja, in einem Falle war die Erkrankung sogar an den Muskelfasern zu sehen an einem Stimmband, welches sonst völlig gesund war.

Man muß sich also vorstellen, daß diese Muskelalteration keine *direkte* Folge des tuberkulösen Prozesses darstellt, sondern nur *indirekt* durch denselben bedingt ist, in der Weise, daß vielleicht Toxine oder sonstige Stoffwechselprodukte flüssiger Natur, sei es der Bakterien selbst oder des tuberkulösen Gewebes, die Erkrankung der Muskelfasern bedingen.

Auf derartige Einwirkungen ist vielleicht auch eine zweite Veränderung zurückzuführen, welche man ebenfalls fernab vom tuberkulösen Gewebe innerhalb der quergestreiften Muskulatur gelegentlich antreffen kann. Da sieht man, und zwar ohne irgendwelche entzündliche Erscheinungen, eine Reihe von *leeren Bindegewebsräumen,* die außerordentlich zarte Fasern haben. Sie haben eine rhombische Form auf dem Querschnitt, sind gelegentlich etwas in die

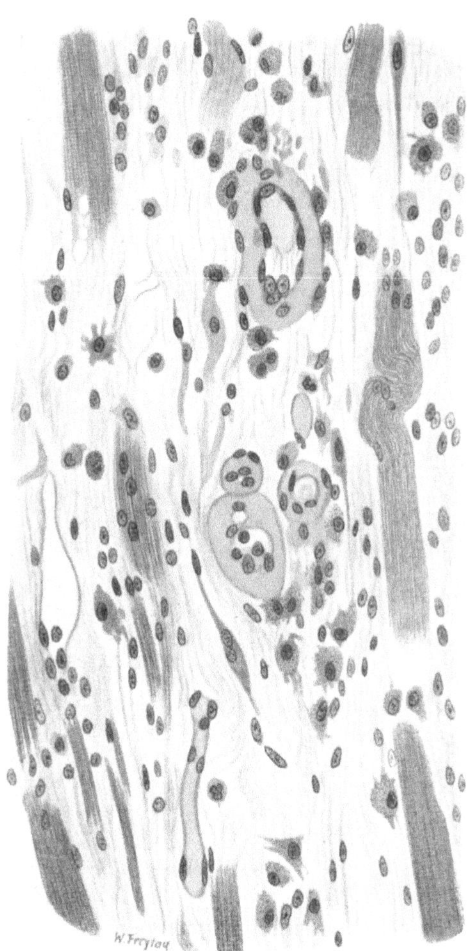

Abb. 32. Musculus vocalis mit starker Degeneration der Muskelfasern, hyaliner Degeneration der Gefäßwände. Im Bindegewebe Histiocyten mit Körnern beladen.

Länge gezogen und zeigen in der Nachbarschaft ähnliche zarte Bindegewebsmaschen, die aber zum Teil noch gefüllt sind mit kleinen, dunkelgefärbten, soliden Blöcken, welche stellenweise noch einen *deutlichen Rest von Querstreifung* erkennen lassen. Keine Frage, daß man es hier mit stark geschrumpften *Muskelfasern* zu tun hat. Daneben sieht man dann noch unzweifelhafte Muskelfasern in den gleichen zarten Bindegewebsnetzen liegen, welche alle Übergänge zu den geschilderten Gebilden erkennen lassen. Aus der Abb. 33 wird dies Verhältnis klar werden.

Fragen wir uns nun, wie wir diese eigentümliche Veränderung zu bezeichnen haben, so muß hier der Name *Atrophie* gewählt werden, denn es scheint zweifellos hier ein einfacher atrophischer Zustand an der quergestreiften Muskulatur vorzuliegen ohne jede spezifisch tuberkulöse oder auch nur entzündliche Alteration.

Auch dieser Befund scheint *klinisch* von einer gewissen Bedeutung zu sein, da auch er vielleicht imstande ist, myopathische Lähmungen oder Paresen zu erklären.

Es sei ferner noch derjenigen Muskelveränderungen gedacht, welche nur beim *Ausheilungsprozeß* der Larynxtuberkulose zu notieren waren. Diese sind im Protokoll Nr. 21 genauer beschrieben. Sie fanden sich in ausgezeichneter

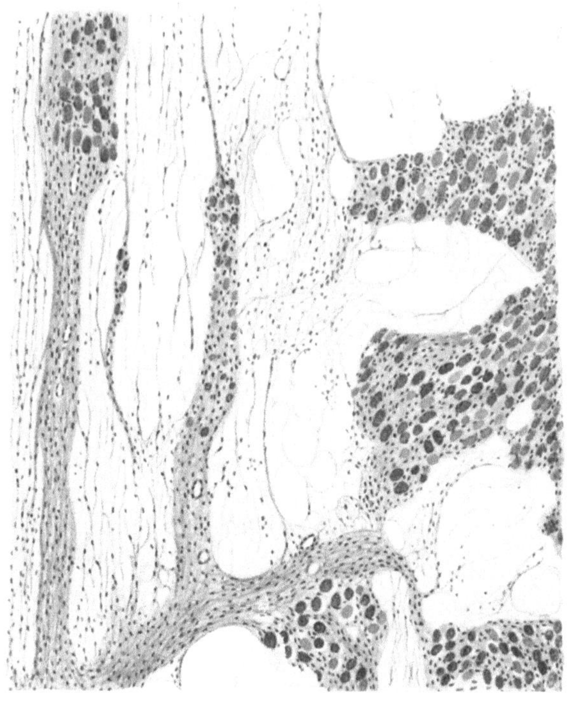

Abb. 33. L. 23.   r Muskulatur.

Weise bei einem Fall von makroskopisch fast ausgeheilter Larynxtuberkulose, deren schwere Erkrankungsform aus den auf Grund $1\frac{1}{2}$jähriger Beobachtung beigegebenen Abbildungen zu erkennen ist. Das Resultat der mikroskopischen Untersuchung zeigte im wesentlichen eine *Verdämmerung* der Tuberkel, ein Schwinden des Granulationsgewebes und eine enorme Neubildung eines derben schwieligen Bindegewebes. Gerade dies letztere hatte nun an der quergestreiften Muskulatur die eigentümlichen Veränderungen hervorgerufen, die man zweifellos als *Narbenbildung* bezeichnen muß. Da sah man die Muskulatur hart durch das Bindegewebe bedrängt, außerordentlich geschrumpft, zum Teil stark verdünnt, fadenförmig gestaltet, zum anderen Teil dagegen kugelig verdickt, oft frei von jeglicher Querstreifung. Es erscheint wohl sicher, daß hier, je nach der Wachstumsrichtung des neugebildeten Bindegewebes, diese verschiedenartigen Muskelveränderungen zustande gekommen waren, die durch die Abb. 52 recht deutlich gemacht werden.

Richtige Tuberkel in den Muskelbündeln wurden außerordentlich selten angetroffen.

2. Schleimdrüsen.

An den submukösen Schleimdrüsen bzw. den Ausführungsgängen derselben habe ich, wie schon oben angedeutet, nicht oft spezifische tuberkulöse Erkrankungen[1] feststellen können, jedoch nicht selten eine periglanduläre Anordnung der Tuberkelknötchen. Dagegen zeigten die Schleimdrüsen oft sekundäre Veränderungen, die man teils als entzündliche, teils als degenerative bezeichnen kann. Es war das zunächst eine gelegentlich sehr reichliche Ansammlung von Rundzellen in der nächsten Umgebung der Drüsen, die oft sehr dicht bis an die Membrana propria heranging, ein Zustand also, dem man wohl treffend als *Periglandulitis* bezeichnen kann. Die Veränderung an der Drüsensubstanz selbst war verschiedenartig. Entweder sie waren in diffuser Weise zusammengepreßt durch das neugebildete bzw. infiltrierte Gewebe, sei es daß es tuberkulöser Natur war oder nur aus Granulationsgewebe bestand. In diesem Falle traf man dann manchmal einen Haufen zylindrischer oder kubischer Zellen wirr durcheinanderliegend mitten im Gewebe an. Die Epithelien zeigten dann teils Quellungszustände, teils waren sie dünn und atrophisch, aus ihrem Zusammenhang herausgerissen. In anderen Fällen waren die Ausführungsgänge nur an circumscripter Stelle komprimiert, dann konnte man cystische Gebilde mit schönem hohem kubischem oder zylindrischem Epithel ausgekleidet und mit Schleim gefüllt antreffen, zweifellose *Retentionscysten*.

Eine weitere Veränderung, die aber nur einmal (L. 38) beobachtet wurde, bestand in einer eigentümlichen Ablösung des Drüsenschlauches von seiner bindegewebigen Hülle in der Weise, daß Zellen und Zellreste, Kerntrümmer und feinkörnige Massen sich zwischen Epithel- und Bindegewebsmembran eingelagert hatten. Dadurch war der Epithelschlauch stark deformiert, ließ aber an den einzelnen Elementen keine Veränderungen erkennen. Trotzdem muß man wohl annehmen, daß an irgendwelchen Stellen Defekte im Epithel vorhanden waren, denn der Inhalt der Epithelschläuche war der gleiche wie der in den pathologischen Spaltrs annehmen zwischen epithelialer und bindegewebiger Schicht, auch zeigter denn Veränderungen starke entzündliche bzw. degenerative Veränderungen.

3. Knorpel.

Schon bei dem Kapitel der Perichondritis wurden oben die schweren Erkrankungen des Knorpels selbst, die Verflüssigung der Substanz sowie das Absterben und die Sequestrierung beschrieben. Auch wurde dort schon, wenn auch nur ganz kurz, der entzündlichen Veränderungen gedacht, der *Chondritis*, durch welche die Knorpelsubstanz aufgeteilt und allmählich zum Absterben gebracht wird. Diese Chondritis ist am Septum narium von Hosomi geschildert worden, verläuft aber auch an anderen knorpeligen Teilen in ganz ähnlicher Weise, besonders am Aryknorpel. Man sieht in diesen Fällen gewöhnlich von

---

[1] S. u. beim Kapitel „Infektionsmechanismus".

irgendeiner defekten Stelle aus Rundzellen in den Knorpel hineinziehen, sieht, wie diese Zellen Straßen bilden, wie sie sich zu Haufen ballen und sehr bald organisiert werden. Da kann man Capillaren erkennen, Bildung von richtigem Granulationsgewebe bemerken, durch welches einzelne Knorpelteile von anderen getrennt werden. Verhältnismäßig selten sind an diesem Granulationsgewebe LANGHANSsche Riesenzellen festzustellen. Einzelne Knorpelteile sterben dann ab, andere bleiben erhalten und zeigen dann noch bemerkenswerte Veränderungen.

Diese entzündlichen Erscheinungen, welche gelegentlich unter dem Bilde sekundärer Veränderungen zu beobachten sind, bieten aber an einzelnen Stellen nach Ablauf der eigentlich tuberkulösen Erkrankung noch ganz eigenartige Erscheinungen, welche hier geschildert werden sollen. Diese interessanten Beobachtungen wurden an dem schon stark geschädigten, aber nicht völlig nekrotischen Knorpel gemacht und betreffen Veränderungen, welche zweifellos in das Gebiet der rein *entzündlichen* Prozesse gehören.

Sie betreffen die Einwanderung von Rundzellen in das stark geschädigte Knorpelgewebe sowie die darauffolgende Organisation desselben mit Umwandlung in Bindegewebe. Anfänge dieser Chondritis sind ja schon oben geschildert worden, an einzelnen Fällen jedoch kann man Veränderungen feststellen, die wesentlich anders aussehen. Sie betreffen in erster Linie Knorpelgebiete, die an irgendeiner Stelle frei von Perichondrium sind, im übrigen aber noch an gut ernährte Gewebsteile anstoßen. Der Knorpel zeigt an diesen Stellen eine mangelhafte Färbbarkeit von Grundsubstanz und Zellen, welch letztere manchmal nur als Schatten imponieren und deren Kerne ebenfalls schwach oder gar nicht gefärbt sind. Die Umrisse der Kapseln und der Elemente sind noch recht gut erkennbar, eine Nekrose ist zweifellos noch nicht eingetreten. Das Knorpelgewebe ist also sicherlich nicht als abgestorben, aber doch als leicht geschädigt anzusehen. Da sieht man dann an irgendeiner Stelle die Zellen des Granulationsgewebes in dünnen Zügen in die Knorpelsubstanz eindringen und so eine Straße bilden, auf welcher die Nachschübe derselben erfolgen. Treffen die Zellzüge auf eine Knorpelkapsel, so sammeln sich hier mehr Zellen an, so daß hier schon ein kleiner Haufen entsteht. In den engen Kanälen treten dann neben den runden Zellen langgestreckte Elemente auf mit langen dünnen Kernen, welche Hämatoxylin sehr stark angenommen haben. Zellen sowohl wie Kerne zeigen eine außerordentliche Länge und sind so schmal, wie man es bei Bindegewebszellen verhältnismäßig selten beobachten kann. Das Eigentümliche an ihnen ist, daß der gut gefärbte Kern ebenfalls außerordentlich dünn und grazil ist, auch das schmale Protoplasma kaum irgendwie auftreibt. Es sind das die unten erwähnten *Fadenzellen*, welche von HOSOMI besonders bei den Tuberkulomen des knorpeligen Septum narium beschrieben worden sind. Mit diesen Fadenzellen treten dann richtige Endothelien auf, welche die Gefäßbildung einleiten. Es erscheinen dann schon feine Capillaren, welche vereint mit den Zellzügen oft von mehreren Seiten den Knorpel durchsetzen. Sie durchkreuzen sich dann und bilden ein zellreiches netzartiges Gewebe mit feineren oder gröberen Maschen. Infolge dieser Durchsetzung des Knorpels werden seine Zellen sowohl wie seine Grundsubstanz stark komprimiert, die kleinen Gefäße lassen jetzt schon etwas Bindegewebe in ihrer nächsten Umgebung erkennen, das Netz wird immer dichter, und schließlich besteht der ganze Block nur noch

aus einem ziemlich zellreichen Bindegewebe mit meist sehr kleinen, aber blut-
gefüllten Gefäßen, fast immer aber sieht man noch kleine Reste von Knorpelgrundsubstanz oder auch von Knorpelzellen in diesem dichten Netz liegen.
Es ist kein Zweifel, daß hier ganz große Knorpelteile, ohne daß sie ihre grobe
äußere Form wesentlich verändert haben, auf die geschilderte Art in Binde-
gewebsblöcke umgewandelt werden oder vielmehr in ein Gewebe, welches zum

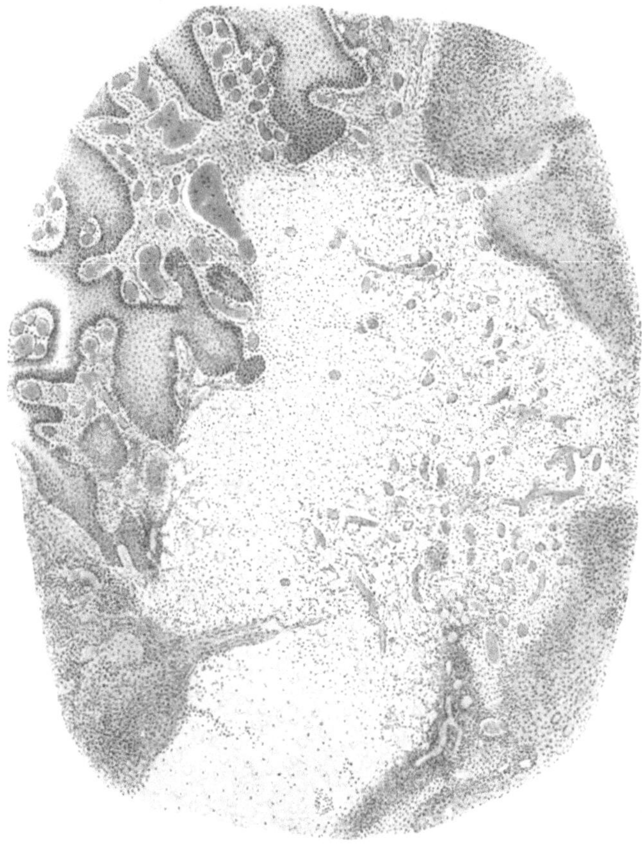

Abb. 34. Epiglottis, Knorpel fast ganz abgestorben, Einwanderung von Bindegewebszellen, Organisation, Neubildung von Blutgefäßen, auch Epithelzapfen von der Pachydermie dringen in den
Knorpel ein.

größten Teil aus Bindegewebe besteht, in welches nur noch kleine Reste von
Knorpelsubstanz eingelagert sind.

Höchst merkwürdig wird das Bild, wenn sich noch eine dritte Gewebsart
an dem Aufbau dieser Blöcke beteiligt, das ist das *Plattenepithel*. Gelegentlich
kann man beobachten, daß diese stark veränderten Knorpelpartien dicht besetzt
sind mit pachydermischen Wülsten. Diese kann man direkt mit ihrem Plattenepithel dem in der geschilderten Weise veränderten Knorpel in vielfacher Lage
aufsitzen sehen. Und an diesen Stellen kann man dann beobachten, daß das
Plattenepithel, welches ja, wie oben geschildert, eine außerordentliche Wachstumsenergie zeigt, mit kleineren oder größeren Zapfen in jenes Gemisch von

Knorpel und Bindegewebe eintaucht und so das Bild noch bunter macht, als es schon vorher war.

Diese eigentümlichen Vorgänge werden am besten klar werden durch die Betrachtung der Abb. 34. Da sehen wir unten schlecht ernährten, jedoch noch relativ intakten Knorpel mit schlechter Färbbarkeit der Knorpelzellen und Zelleinwanderung vom Rande her. Weiter oben sind die Knorpelzellen nur noch als Schatten erkennbar, mit sehr starker Zelleinwanderung, Bildung von Bindegewebe und kleinen Gefäßen in der Knorpelsubstanz und schließlich oben links starker Wucherung des Plattenepithels und Einwachsen von Haufen epithelialer Zellen in dem Knorpel. Die Plattenepithelzapfen gehören zu einer großen Pachydermie, welche auf der Zeichnung nicht mehr zu sehen ist.

Es handelt sich hier also um einen ganz anderen Vorgang als wie der oben bei der *tuberkulösen* Erkrankung des Knorpels — mit Resorption des letzteren geschilderten. Während dort eine *spezifische* Erkrankung des Knorpels vorlag, findet sich hier lediglich ein *entzündlicher* Prozeß, keine Tuberkulose, nur eine Art Organisation eines schlecht ernährten, zum Teil abgestorbenen Knorpelstückes, einen Zustand, den man zweifellos als das Produkt eines *Reparationsvorganges* ansehen muß.

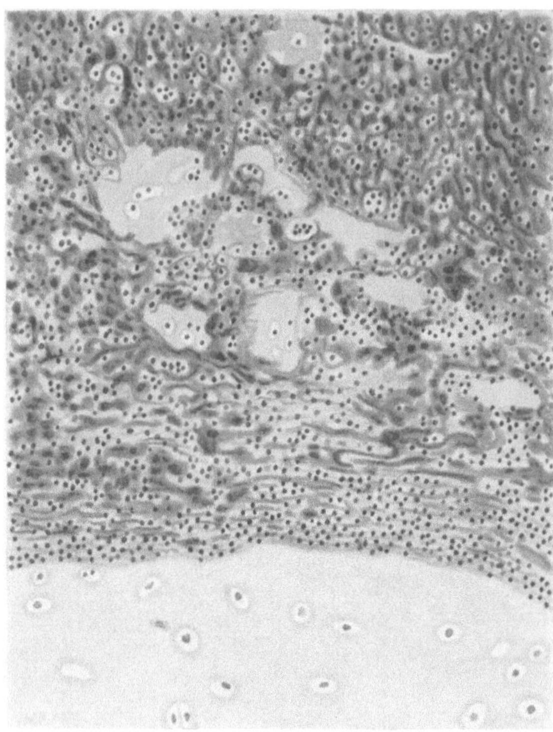

Abb. 35. L. 6. Knorpel, dessen angefressene Oberfläche bedeckt ist mit einer Schicht, bestehend aus Fibrin, Rundzellen und Knorpelsequestern.

Aber auch sonst konnte man oft genug Zustände am Knorpel antreffen, die keineswegs einen spezifischen, sondern nur einen rein entzündlichen Charakter zeigten, also nicht nur bei den Reparationsvorgängen, sondern auch in ganz floriden Stadien des Entzündungsprozesses. Da sah man gar nicht selten von einer perichondritischen Höhle aus gemeines, also nicht tuberkulöses Granulationsgewebe in den Knorpel hineinschießen und konnte, selbst wenn letzteres in großer Menge vorhanden war, jegliche Tuberkelbildung vermissen.

Es scheint also keinem Zweifel zu unterliegen, daß hier genau wie bei der Ulceration *neben spezifisch tuberkulösen* Veränderungen auch *rein entzündliche* Alterationen auftreten können, die von denjenigen anderen Ursprungs, z. B. bei Perichondritis septica necroticans, nicht zu unterscheiden sind (s. d. Arbeit von Ulrich).

Für diese Behauptung sprechen auch Bilder, die man gelegentlich bei der *Einschmelzung* des Knorpels beobachten kann, welche außerordentlich merkwürdig aussehen. Da sieht man (z. B. L. 6) an der Oberfläche des zugrundegehenden Knorpels nicht nur einfaches Granulationsgewebe, sondern auf der scharfen angefressenen Knorpelfläche eine reichlich Zellen enthaltende Schicht, welche in einem dichten Filzwerk von Fäden eingelagert sind. In dieser dicken Schicht fanden sich dann in großer Anzahl mikroskopisch kleine losgelöste Knorpelsequester, welche zum Teil vollständig kernlos sind, zum Teil nur noch Schatten von Zellen und Kernen enthalten. Im Anfang wurde dieses Polster für Granulationsgewebe gehalten, es zeigte sich aber bald, daß jegliche Organisation, also Gefäßbildung, fehlte, und daß die Fäden und Stränge nicht etwa

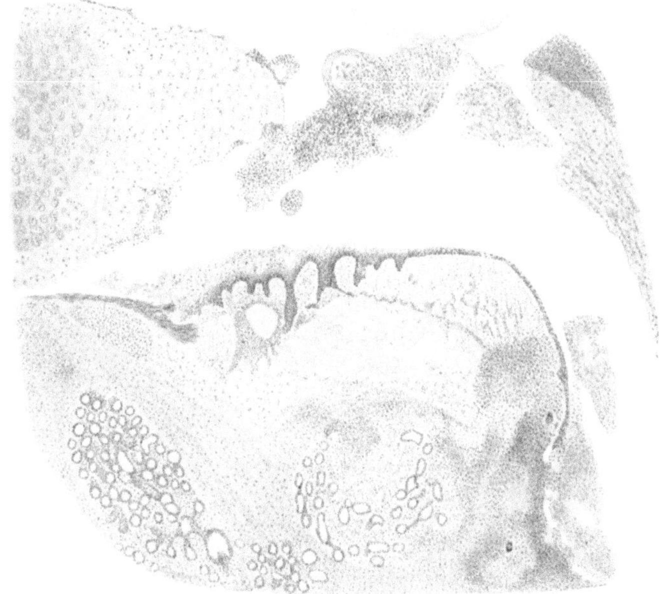

Abb. 36. L. 28. Perichondritische Höhle an dem partiell zerstörten Aryknorpel. Einwachsen des Plattenepithels in diese Höhle.

bindegewebiger Natur waren, sondern einem Netz von dünneren oder dickeren *Fibrinfäden* und *Fibrinbalken* entsprachen, sowie daß die zwischen ihnen liegenden Zellen Exsudatzellen darstellten. Aus der Abb. 35 wird dies Verhältnis klar werden: da sehen wir den scharfen Rand des partiell zerstörten Knorpels und auf ihm eine Schicht von Fibrinnetzen, in welche die Exsudatzellen und die kleinen Knorpelsequester eingelagert sind.

Herr Geheimrat M. B. SCHMIDT, dem ich diese merkwürdigen Bilder zeigte, verglich sie mit diphtherischen Membranen, mit denen sie in der Tat große Ähnlichkeit haben. Jedenfalls war an den ganzen Partien nichts von spezifischer, tuberkulöser Veränderung festzustellen.

Ob diese geronnenen Exsudatmassen später organisiert werden und dann ähnliche Bilder liefern, wie sie oben als Reparationsvorgänge geschildert wurden, wage ich nicht zu entscheiden.

Wohl aber scheinen mir der Reparation, d. h. dem Heilungsprozeß, Alterationen zu dienen, die an dieser Stelle noch geschildert werden sollen.

Bei den *perichondritischen Höhlen* war gelegentlich zu beobachten, daß das *Plattenepithel* sich lebhaft an den reparatorischen Veränderungen beteiligte. Man konnte hier feststellen, daß dicke Lagen von Epithelien in die Höhle hineinwuchsen und die letztere wie eine Tapete auskleideten, in der Weise, daß von dem mit Plattenepithel bedeckten Ulcerationsrande sich diese epithelialen Elemente vorschoben und den ulcerierten Knorpel bedeckten. Dabei war es gleich-

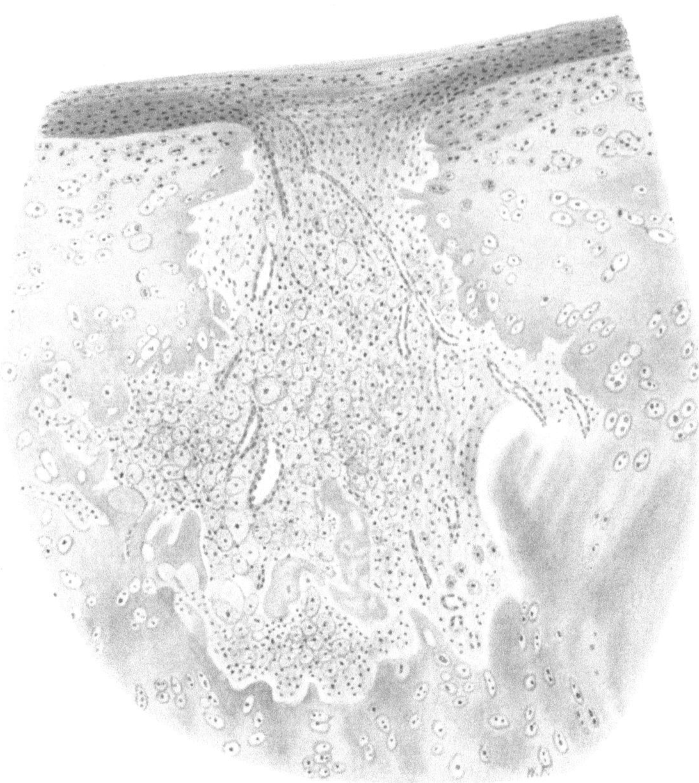

Abb. 37. L. 3. Eigentümliche Art der Knorpeleinschmelzung am Schildknorpel durch Vordringen kleiner Gefäße und Zellneubildung vom Perichondrium her.

gültig, ob die rauhe Knorpeloberfläche ganz frei lag, oder ob sie mit einer dünnen Schicht von lockerem Bindegewebe bedeckt war. Stets bildeten die Plattenepithelien eine feste dicke Schicht, welche die perichondritische Höhle auskleidete.

Diese Wachstumsenergie der Plattenepithelien war dann noch weiter in der Weise zu verfolgen, daß man Zapfen an ihnen sehen konnte, die sich weit in die noch erhaltenen Knorpelteile in die Tiefe vorschoben und so in feinen Zügen die Substanz durchsetzten. Auch diese Vorgänge sind wohl zweifellos als *Reparationsvorgänge* anzusehen, welche gleichzusetzen sind den oben geschilderten, Prozesse also, die selbstverständlich nicht als spezifisch tuberkulös zu betrachten sind, sondern lediglich der Vernarbung dienen nach *Ablauf* der *tuberkulösen* Erkrankung.

Durch die Abb. 36 werden diese Vorgänge deutlicher gemacht; da sehen wir eine perichondritische Höhle des Aryknorpels, deutlich kenntlich an den Sequestern, und von rechts bemerkt man, wie das Plattenepithel auf die Fläche des noch erhaltenen Knorpelteils überwächst und Ausläufer in die Substanz entsendet. Wir müssen also bei all diesen geschilderten Knorpelveränderungen unterscheiden zwischen spezifisch-*tuberkulösen* Erscheinungen und rein *entzündlichen* Alterationen. Die letzteren pflegen den ersteren zu folgen und können gelegentlich wohl frische, floride Stadien eines entzündlichen Prozesses darstellen, dienen aber gewöhnlich in mehr chronischer Form der *Reparation*, also dem Heilungsprozeß. Die ersteren dagegen, die rein tuberkulösen Veränderungen, führen nur zur großartigen Zerstörung der präformierten Gewebsteile.

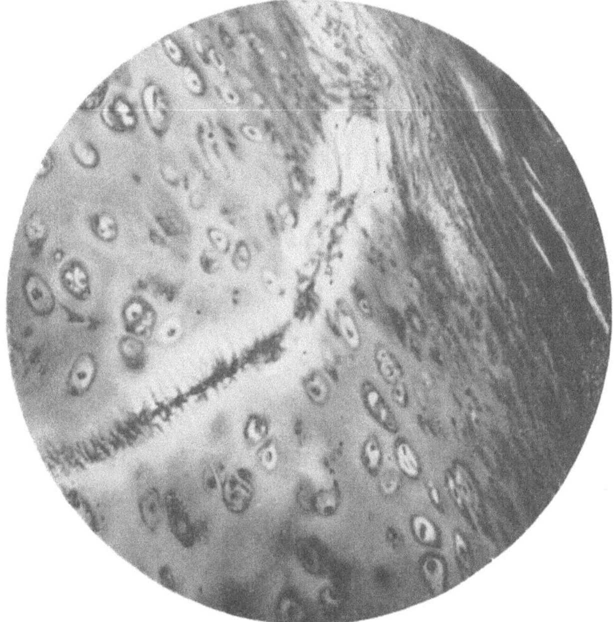

Abb. 38. Der gleiche Fall; dicht neben dem Herd aus vorheriger Abbildung: Eindringen eines feinen Gefäßes mit Veränderung der Knorpelsubstanz in seiner nächsten Umgebung. Vergleich mit perforierenden Kanälen.

Schließlich sei noch einer anderen ganz merkwürdigen Knorpelveränderung gedacht, die aber nur in 2 Fällen gefunden wurde. Sie ist des genaueren in den Protokollen L. 3 und L. 37 geschildert worden. Sie fand sich im Schildknorpel und Ringknorpel. Sie bestand aus kleineren oder größeren Herden, in denen die Knorpelsubstanz verloren gegangen und durch ein sehr zellreiches Gewebe ersetzt war, so daß stets eine Höhle in der Substanz entstanden war. Die Wand dieser Höhle war außerordentlich uneben, zackig, so daß Teile des stehengebliebenen Knorpels frei in den Hohlraum hineinragten. Die Zacken zeigten zum Teil noch schöne Knorpelzellen mit gut färbbarem Kern, aber gelegentlich nur noch Reste von Zellen, die kaum noch als Schatten zu bezeichnen waren. Jedenfalls waren hier reichliche Mengen von Knorpelzellen zugrunde gegangen bzw. im Begriff zugrunde zu gehen. Natürlich war auch diesem Gewebstod die umliegende Grundsubstanz verfallen. Ihre Reste sprangen in Form von abgerundeten Zacken frei in die Höhle vor und zeigten sich gar nicht oder nur schwach hellrot gefärbt. Der Inhalt der Höhle bestand aus einem sehr zellreichen, zarten Bindegewebe, welches reichlich Capillaren enthielt. Keineswegs aber glich es gewöhnlichem Granulationsgewebe, denn Rundzellen, also Lymphocyten oder Leukocyten waren fast gar nicht vorhanden. Die Zellen, die sich an der Zusammensetzung dieser Herde beteiligten, waren in den lateralen Partien dicke, vollsaftige Bindegewebszellen von spindeliger Form, in den medialen ans Perichondrium stoßenden Teilen große rundliche oder kubische von feinen Körnchen durchsetzte Elemente, die an Fetttröpfchen erinnerten. Hier, am inneren Perichondrium, war mit Sicherheit der *Ausgangspunkt* des ganzen Herdes anzunehmen, denn von hier ging stielartig ein gefäßtragender Bindegewebsstrang in den Herd hinein, dessen Aufsplitterung das Gerüst des Herdes entsprach.

Daneben fanden sich nun an verschiedenen Stellen zweifellos Vorstufen solcher Herde in Gestalt von feinen Capillaren, welche in gleicher Richtung wie jener Stiel den Knorpel durchbohrten. Sie zeigten an ihrer Außenfläche jederseits einen feinen bürstenartigen Besatz, welcher aus nadelförmig zugespitzten Teilen veränderter Knorpelsubstanz gebildet wurde. Die letztere war hier fast ganz ungefärbt und hob sich in Form eines Bürstensaumes scharf von der normalen Knorpelsubstanz ab. Bei dem Anblick dieser eigentümlich ausgestatteten kleinen Gefäße wurde man unwillkürlich an die „perforierenden Kanäle" des Knochens erinnert. Dabei war an diesen Stellen von der sonst so häufigen Knochenneubildung nichts zu sehen. Diese Gefäße und jene Herde sind in Abb. 38 und 37 abgebildet.

Wie haben wir uns nun diese Bilder zu erklären?

Zweifellos handelt es sich hier um eine eigentümliche Art der *Knorpeleinschmelzung,* welche vollständig abweicht von derjenigen Art, wie sie schon beschrieben wurde. Nichts von Ulcerationen, nichts von eitrigem käsigem Material oder auch von richtigem Granulationsgewebe ist hier zu sehen. Auch eine Sequestrierung des Knorpels ist nirgends wahrzunehmen. Seine Substanz wird lediglich aufgesaugt durch das gefäßtragende zellreiche Gewebe, welches vom Perichondrium her in den Knorpel eindringt. Auch die Art und Weise, wie das Gewebe in die Substanz eindringt, ist leicht aus dem Anblick der den Herden benachbarten Partien zu erkennen. Denn es unterliegt wohl keinem Zweifel, daß die vom Perichondrium her eindringenden eigenartigen Gefäßkanäle die Träger und die Erzeuger der den Knorpel zerstörenden zellreichen Herde sind, so daß der Vergleich mit „perforierenden Kanälen" des Knochens leicht weiter geführt werden könnte.

Fragen wir uns nun, ob diese Art der *Knorpelzerstörung* im *Zusammenhang* mit der *Tuberkulose* des Kehlkopfes steht, so müssen wir diese Frage verneinen oder doch höchstens einen sehr losen, indirekten Zusammenhang annehmen. Denn, was weiter aus dem Protokoll bemerkenswert erscheint: alle diese Einschmelzungsherde lagen räumlich weit getrennt von den tuberkulösen Veränderungen, Perichondrium, Muskulatur, kurz die ganze nähere und weitere Umgebung war frei von solchen.

Ein *anatomischer* Zusammenhang zwischen beiden Erkrankungen scheint deshalb ausgeschlossen.

Anders verhält es sich natürlich mit der Frage, ob ein *chemischer* Zusammenhang zwischen ihnen besteht, in der Weise, daß durch die schwere tuberkulöse

Erkrankung des Kehlkopfes der ganze Chemismus des Organs eine Veränderung erlitten hätte und dadurch die verschiedenen Teile zu irgendwelchen pathologischen Lebensäußerungen veranlaßt worden wären. Die eigenartigen Bürstensäume an den Capillaren sowie die mit fetttröpfchenähnlichen Körnern gefüllten Zellen sprechen jedenfalls nicht dagegen. Doch erscheint es noch zu früh, jetzt schon eine dahingehende Hypothese auszusprechen, weitere Knorpeluntersuchungen auch bei anderen Erkrankungen werden nötig sein, denn es scheint wohl denkbar, daß diese oder ähnliche Knorpelveränderungen auch bei anderen Erkrankungen gefunden werden, weil sie *anatomisch* wenigstens sicher nicht als tuberkulöse anzusprechen sind.

Lokalisation.

Alle Teile der oberen Luftwege können von der Tuberkulose affiziert werden. Aber es gibt doch gewisse Prädilektionsstellen, welche besonders häufig erkranken, ebenso wie gewisse Prädilektionsformen der geschilderten anatomischen Veränderungen, welche eine besondere Beschreibung erfordern. Hierdurch entstehen sehr mannigfache Kombinationen, von denen einige hier geschildert werden sollen.

In der Nase ist die Tuberkulose nicht allzu häufig. Jedoch kann man alle die geschilderten Erscheinungsformen hier antreffen: die *Infiltration,* die *Ulceration,* die *Perichondritis* und die *Tumoren.* Die beiden ersteren finden sich sowohl an den Muscheln wie am Nasenboden und am Septum. An diesen Stellen kann man hier nicht zu selten frische Knötchen, diffuse Infiltration und Geschwüre antreffen. Letztere gehen meist nicht so tief wie beim Kehlkopf, ein Umstand, der bedingt ist durch die lokalen Verhältnisse; außerordentlich selten gehen die Ulcerationen auf das Periost über, und noch seltener kommt es zur tuberkulösen Osteomyelitis mit Sequestrierung des Knochens. *Perichondritis* am Septum kann man schon öfter antreffen; hier kommt es gewöhnlich zur Einschmelzung des Knorpels mit Perforation der Septumplatte, jedoch lange nicht so häufig wie bei der Syphilis.

Tumoren, und zwar besonders *Tuberkulome,* werden dagegen relativ häufig in der Nasenhöhle beobachtet; sie stellen eine ganz eigenartige Erkrankung dar, welche von verschiedenen Autoren beobachtet ist, von denen ich besonders Görcke, Pasch sowie Hosomi erwähnen möchte.

Diese Geschwülste trifft man in der Nase sowohl beim Lupus wie bei der eigentlichen Tuberkulose. Ihr Sitz ist meist das Septum narium, dann auch die Muscheln und der Nasenboden. Sie haben hier sowohl ein infiltrierendes Wachstum, durchdringen z. B. das Septum, so daß sie beiderseits breit aufsitzen, finden sich aber auch als *gestielte* Geschwülste, z. B. am Nasenboden, frei in die Nasenhöhle hineinpendelnd sowie als pilzförmige Tumoren mit breiter Grundfläche. Mikroskopisch sind sie gewöhnlich nach dem Typus der *Granulotuberkulome,* seltener nach dem der *Fibrotuberkulome* gebaut und zeigen dann die anatomischen Eigentümlichkeiten, wie sie oben geschildert sind.

Eigenartig sind die Verhältnisse dieser Tumoren zum Mutterboden, besonders zum knorpeligen Septum. Man sieht nämlich selten ähnliche Veränderungen wie an anderen knorpeligen Stellen der oberen Luftwege, besonders an den Kehlkopfknorpeln. Während bei den letzteren die tuberkulöse Knorpelerkrankung

in der Mehrzahl der Fälle mit einer Perichondritis einsetzt und mit Sequestrierung des Knorpels endigt, wie das oben geschildert wurde, sehen wir am
Septum keine Nekrose größerer Knorpelstücke, sondern ein langsames Vordringen des tuberkulösen Tumorgewebes in Gestalt von Rundzellen und Riesenzellen. Hierdurch entstehen in dem gefäßlosen Knorpel Straßen und Spalten,
in welchen später neugebildete Gefäße auftreten. Von diesen Spalten wird dann
durch das sich bildende tuberkulöse Granulationsgewebe das Knorpelgewebe,
Zell- sowohl wie Grundsubstanz angegriffen und allmählich zum Schwinden
gebracht; hier gerade kann man die oben geschilderten *Fadenzellen* sehr häufig

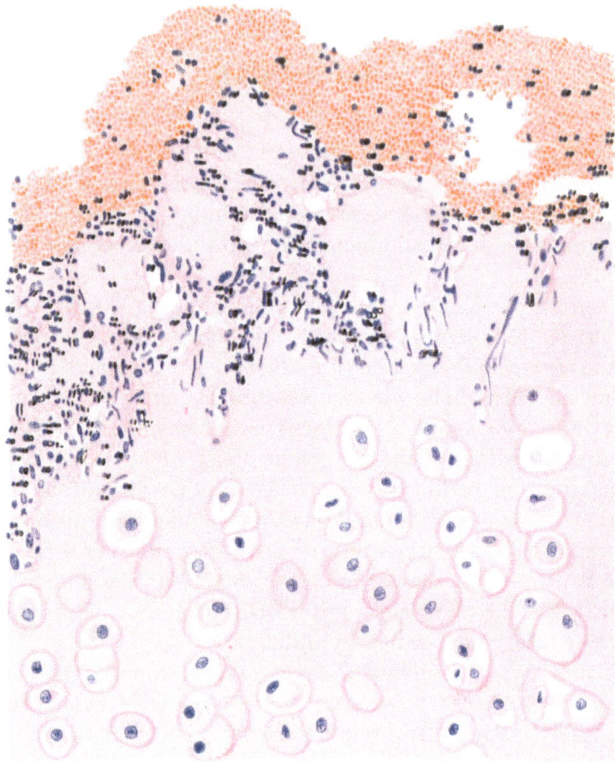

Abb. 39. Schnitt durch Septum narium bei Tuberculoma. Einwandern der Zellen in die
Knorpelsubstanz, unter ihnen reichliche Fadenzellen. (Aus der Arbeit von HOSOMI.)

beobachten, welche in den neugebildeten Spalträumen sich ausbreiten. Diese
ganzen Verhältnisse habe ich in einer Arbeit von HOSOMI des genaueren schildern
lassen, auf die ich hiermit für den, der besonderes Interesse an den histologischen
Feinheiten hat, verweise. Jedenfalls geht aus seinen Untersuchungen hervor,
daß der Knorpel hier zwar auch allmählich zugrunde geht, aber gewöhnlich
nicht durch eine die Knorpelhaut ablösende Perichondritis mit Ausstoßung von
Knorpelsequestern, wie z. B. beim Aryknorpel, sondern durch allmähliches Vordringen des tuberkulösen Gewebes in die Knorpelsubstanz selbst, welche dann
aufgeteilt wird und allmählich zur Resorption kommt (s. Abb. 40).

In den *Nebenhöhlen* ist die tuberkulöse Erkrankung sehr selten anzutreffen,
kommt jedoch vor, sowohl an der Schleimhaut wie auch am Periost. Als Rarität

muß ich einen Fall bezeichnen, den ich neulich zu operieren und mikroskopisch
zu untersuchen Gelegenheit hatte; es war das eine Patientin mit tumorartiger
Anschwellung der vorderen *Kieferhöhlenwand,* welche sich als periostale Geschwulst erwies, die man bequem ausschälen konnte. Mikroskopisch bestand
sie aus einer großen Anzahl von typischen Tuberkeln mit zentral gelegenen
LANGHANSschen Riesenzellen ohne Verkäsung. Dabei erwiesen sich die ganzen
oberen Luftwege sowie der Knochen des Oberkiefers, auch die Kieferhöhle

selbst frei von tuberkulöser Erkrankung. Auch sonst zeigte der
übrige Körper klinisch keine Spur
von Tuberkulose.

Einmal war Gelegenheit gegeben
eine ausgedehnte *Siebbein*tuberkulose mit schwerer fistulöser Kno-
chenerkrankung zu untersuchen.
Die Krankengeschichte und das
Ergebnis der mikroskopischen Untersuchung findet sich am Schluß

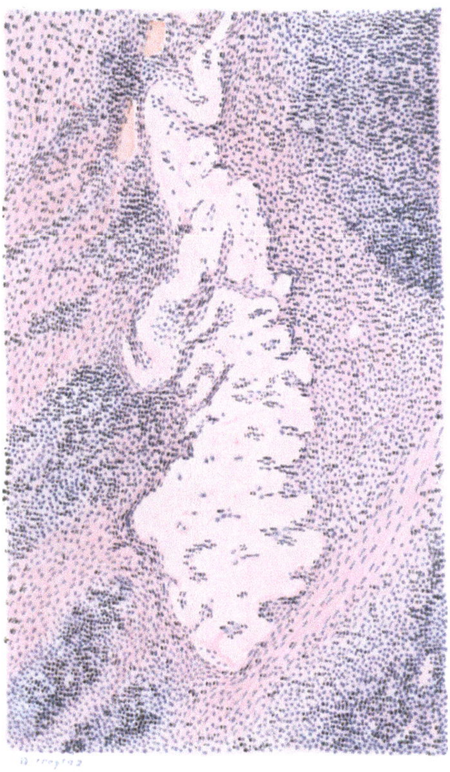

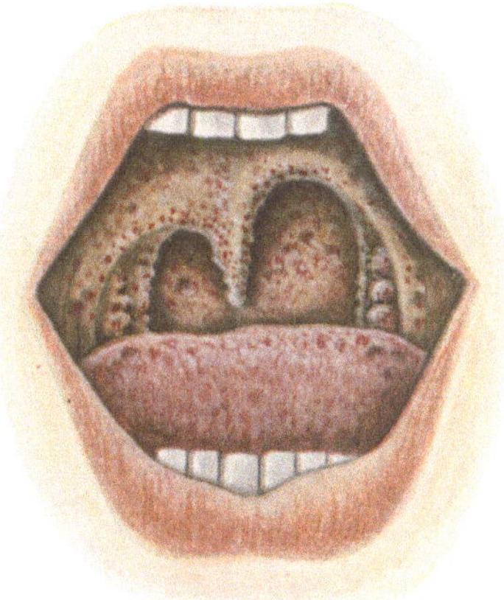

Abb. 40. Tuberculoma septi, Resorption des völlig
nekrotischen Knorpels durch Zelleinwanderung.
(Arbeit von HOSOMI.)

Abb. 41. Stadium der Infiltration mit Tuberkelbildung und Ulceration: Man sieht die grauen
Knötchen mit rotem Hof auf hinterer Rachenwand, Gaumen, Tonsillen und Zungengrund
sowie die Ulceration an der Uvula und dem
Rande der hinteren Gaumenbögen.

der Protokolle. Da sah man sowohl Infiltration, wie Ulceration und Periostitis,
ähnlich wie an anderen Teilen der oberen Luftwege. Der Knochen war
außerordentlich stark mitgegriffen: im Mark schöne ausgebildete Tuberkel,
in den übrigen Teilen weitgehende Zerstörung mit Resorption und Sequester-
bildung. Die Appositionsvorgänge traten der Menge nach sehr in den
Hintergrund, waren aber sehr deutlich zu erkennen in Gestalt von schönen
Osteoidsäumen. Auch im Knochenmark waren deutliche Neubildungserschei-
nungen nachzuweisen: derbe Bindegewebsmassen, hartes, fibröses Mark hatte
sich reichlich gebildet.

Im *Rachen* finden wir tuberkulöse Erkrankungen jeglicher Art, die jedoch
nicht allzu häufig sind. Am meisten sehen wir sie an den Tonsillen und deren

nächster Umgebung, am weichen und harten Gaumen. Hier treffen wir in erster
Linie multiple Eruption von massenhaften Knötchen, welche oft große Flächen
der Schleimhaut bedecken, diffuse Infiltrate kommen auch vor. Die Knötchen
zerfallen hier außerordentlich schnell und gehen dann über in flache Ulcerationen, welche natürlich konfluieren können. Die Kombination von gelben
oder grauen Knötchen mit tuberkulösem Gewebszerfall, auch tiefere Geschwüre
kann man verhältnismäßig häufig beobachten. So sehen wir an dem beigegebenen
Bilde (Abb. 41) ein schönes Beispiel dieser beiden aufeinander folgenden Erscheinungsformen der Schleimhauttuberkulose, der Infiltration mit Knötchen und

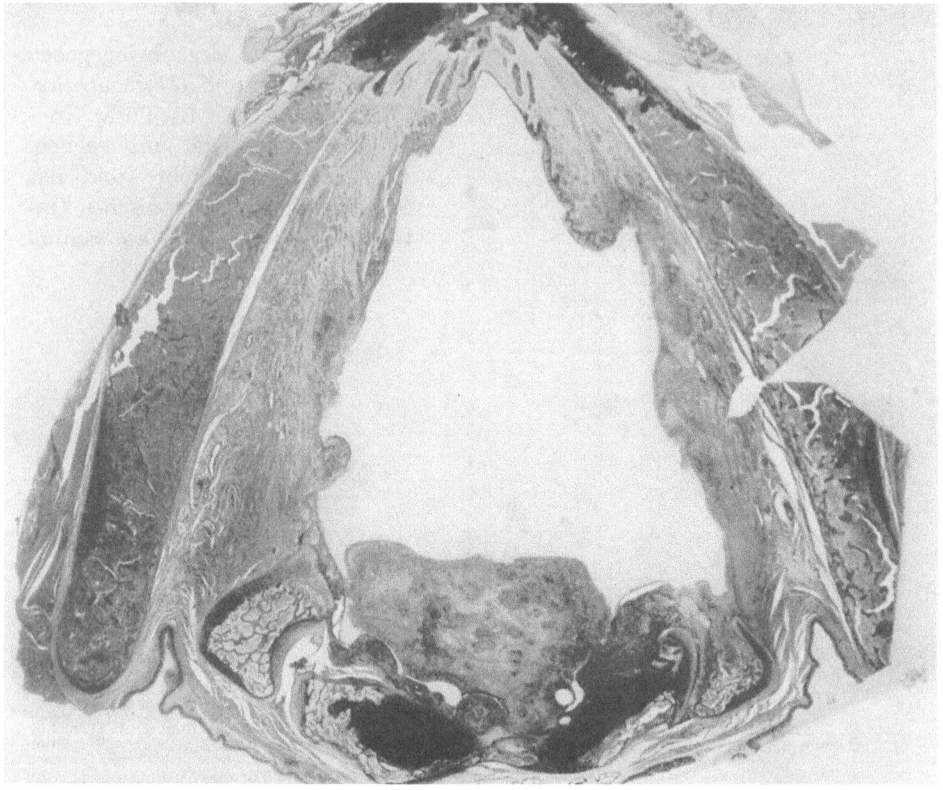

Abb. 42. Ulcerationen an beiden Stimmbändern, gestieltes Fibrotuberculoma der hinteren
Larynxwand.

der ulcerativen Prozesse: da sehen wir an weichem Gaumen, Tonsillen, hinterer
Rachenwand, Unterfläche der Zunge eine massenhafte Aussaat von feinen Knötchen mit rotem Hof und an der Uvula sowie am Rande der hinteren Gaumenbögen kleinere und größere Ulcerationen, welche die Folge des Tuberkelzerfalls
darstellen. Auch tiefere Geschwüre kann man beobachten, besonders an der
Tonsille. Eine Periostitis mit Sequestration oder Defektbildung am Knochen
ist hier im Rachen fast niemals anzutreffen; findet man eine solche, muß man
viel eher an Syphilis denken.

Kurz erwähnt sei an dieser Stelle noch die *latente Tuberkulose der Gaumenmandeln,* welche klinisch gar keine Erscheinungen macht. Untersucht man

systematisch alle Fälle von Lungentuberkulose hinsichtlich der Gaumenmandeln, so kann man im mikroskopischen Bilde in der großen Mehrzahl eine ausgesprochene Bildung von Tuberkeln innerhalb der Tonsillen auffinden. Dies ist in einer Reihe von Arbeiten, von denen ich nur diejenigen von WALSHAM, HERYNG und P. FISCHER erwähnen will, nachgewiesen worden.

Geschwülste, also *Tuberkulome,* habe ich im Mundrachen nie gesehen; auch sonst kann man lesen, daß sie hier sehr selten sind. Mehrfach dagegen sind sie im *Nasenrachenraum* beobachtet worden. Einen sehr schönen Fall dieser Art von großer Ausdehnung aus unserer Klinik hat ITO beschrieben. Es war ein

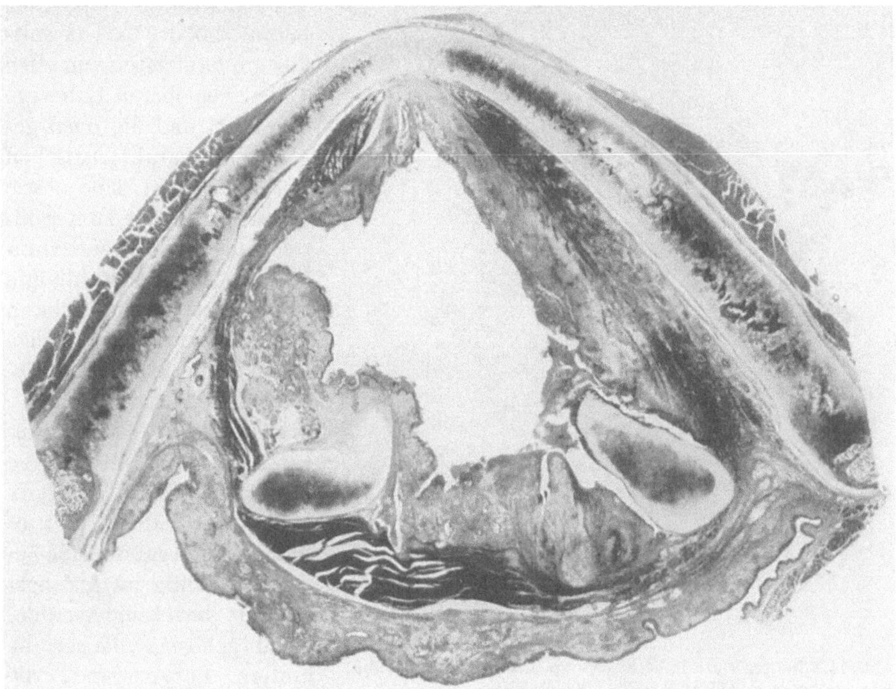

Abb. 43. Ausgedehnte Ulcerationen des ganzen Larynx. Nekrotisierende Perichondritis am rechten Aryknorpel.

Granulotuberkulom. Es ging zweifellos von der Rachenmandel aus, wie das zwischen den Tuberkeln liegende lymphatische Gewebe bewies.

Hier im *Nasenrachenraum* kommen die übrigen Erscheinungsformen der Tuberkulose ebenfalls vor, besonders die Infiltration und die Ulceration; Periostitis mit Sequestrierung des Knochens ist aber sehr selten und wohl meist die Folge einer primären Knochentuberkulose und nicht einer Schleimhauttuberkulose.

Die *hypertrophische Rachenmandel* kann ebenfalls Sitz der Tuberkulose sein. Nach einer Arbeit von HYNITSCH aus der Straßburger Klinik fanden sich unter 180 Fällen von Rachenmandelhypertrophie nur 7mal tuberkulöse Veränderungen, also in 3,9%. Andere Autoren haben höhere Werte gefunden, 6—12%, aber bei den meisten war das untersuchte Material kleiner. Diese tuberkulösen

Erkrankungen weisen nach Moritz Schmidt-Edmund Meyer der Rachenmandel eine besondere Rolle als *Eingangspforte* der Tuberkulose zu, andererseits
beschreiben aber diese beiden Autoren auch ausgedehnte tuberkulöse Ulcerationen an dieser Stelle, welche zweifellos als *sekundäre* anzusehen seien.

Bezüglich des *Kehlkopfes* ist die Frage viel diskutiert worden, ob er immer
nur infolge von Lungentuberkulose erkranke oder auch *primär* tuberkulöse
Veränderungen erwerben könne. Diese Frage ist selbstverständlich nur auf dem
Sektionstisch zu lösen. Aus den an der Leiche gemachten Erfahrungen ist zu
schließen, daß der Nachweis einer primären Kehlkopftuberkulose nur außer-

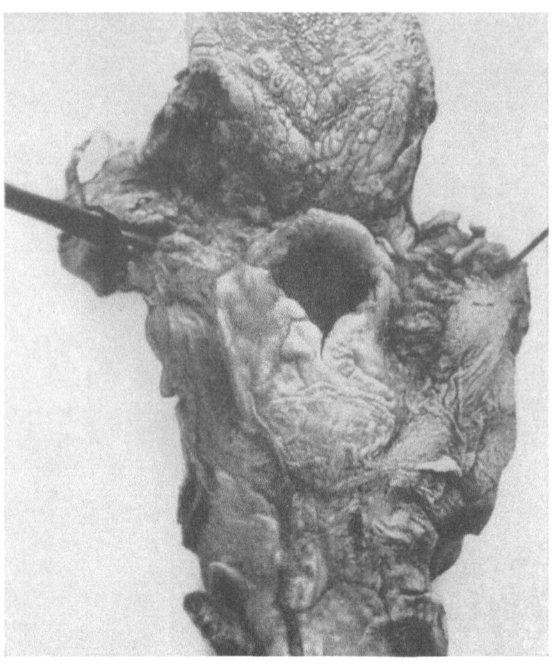

Abb. 44. Circumscripte Tuberkulose am linken Epiglottisrand
Ulceration und Perichondritis.

ordentlich selten erbracht
worden ist. Im übrigen sei
betont, daß der Larynx weit-
aus am häufigsten von allen
Teilen der oberen Luftwege
erkrankt, und die oben gegebenen charakteristischen
Veränderungen sind, wie
schon angedeutet, zum größten Teil nach Untersuchungen tuberkulöser Kehlköpfe
geschildert worden. Ich kann
mich deshalb auf einige
kurze Bemerkungen an die-
ser Stelle beschränken.

Tuberkulöse Erkrankun-
gen aller Art kann man an
fast allen Teilen des Larynx
beobachten, doch gibt es
hier einige Gegenden, die besonders häufig im Anfangsstadium bevorzugt werden.
Dazu gehört zunächst die
hintere Larynxwand, die
Interarytänoidgegend. Infil-
trate oder gar Ulcerationen an dieser Stelle bei sonst normalem Larynx weisen
unbedingt auf Tuberkulose hin. Auch Tumoren kommen an dieser Stelle vor,
richtige *Tuberkulome* und *pachydermische Geschwülste,* welche letztere jedoch,
isoliert auftretend, wie oben ausgeführt, auch bei einfachen katarrhalischen
Erkrankungen vorkommen können. Außerordentlich häufig findet sich in dieser
Gegend die *Perichondritis der Aryknorpel,* meist natürlich in vorgerücktem
Stadium der Erkrankung. Wir sehen also, daß gerade hier an der Hinterwand *alle* Erscheinungsformen der Tuberkulose besonders häufig beobachtet
werden.

Ähnlich verhält es sich mit der *Epiglottis,* welche ebenfalls sowohl an Infiltration, Ulceration und Perichondritis erkrankt, während Tumoren hier seltener
beobachtet werden. Pachydermische Verdickungen allerdings sind hier nicht
selten, einmal habe ich sogar einen gestielten pendelnden pachydermischen
Tumor von der Epiglottis untersuchen können.

Die *Stimmbänder* erkranken ebenfalls sehr häufig. Die Infiltration ergreift oft ganz im Anfang des Leidens nur *ein* Stimmband, ebenso wie überhaupt in früheren aber auch späteren Stadien die *Einseitigkeit* der Erkrankung außerordentlich charakteristisch ist: So sehen wir oft die Infiltration *eines* Stimmbandes, kombiniert mit derselben Affektion des gleichseitigen Taschenbandes bei sonst normalem Larynx, uns die Diagnose sichern. Auch bei ganz späten

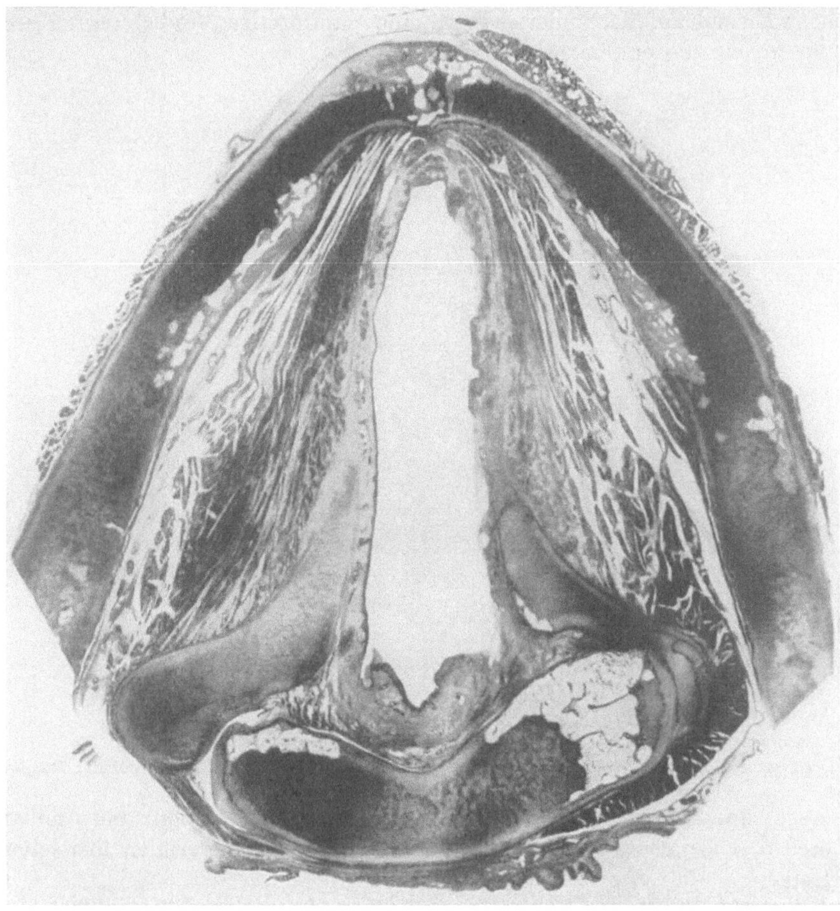

Abb. 45. Einseitige Stimmbandtuberkulose (rechts), Infiltration und Ulceration mit beginnender Perichondritis. Linke Seite völlig intakt, hintere Wand pachydermisch verdickt und leicht ulceriert.

schon mit Ulceration einhergehenden Stadien der Erkrankung kann man oft genug noch die Präponderanz einer Seite nachweisen, insofern als oft auf einer Seite des Larynx Infiltration, Ulceration und Perichondritis in hohem Maße zu konstatieren ist, während die andere Seite nur eine geringe Infiltration aufweist.

Nach und neben der Infiltration des Stimmbandes sehen wir sehr bald die Ulceration auftreten, während die Tuberkulome an dieser Stelle sehr selten sind. Der oben geschilderte Fall stellt wohl ein Unikum dar. Dagegen sehen wir die *Pachydermie* sowohl in diffuser, wie in Tumorform sehr häufig an den Stimmbändern, besonders am *Processus vocalis*. Hier können wir gar nicht selten

(s. o.) richtige papilläre pachydermische Geschwülste bei sonst normalem Larynx
beobachten, und hier gerade ist die Warnung angebracht, diese scheinbar
harmlosen Excrescenzen prognostisch zu günstig anzusehen, denn oft kann
man in den bindegewebigen Partien dieser Pachydermie typische Tuberkel
antreffen (s. Abb. 30). Im Gegensatz zur Infiltration und Ulceration ist die
Pachydermie des Stimmbandes sehr häufig doppelseitig, so zwar, daß auf
der einen Seite eine stärkere Prominenz der pachydermischen Partien besteht, während auf der anderen Seite eine napfförmige Verdickung zu sehen
ist, in welche die erstere hineinpaßt.

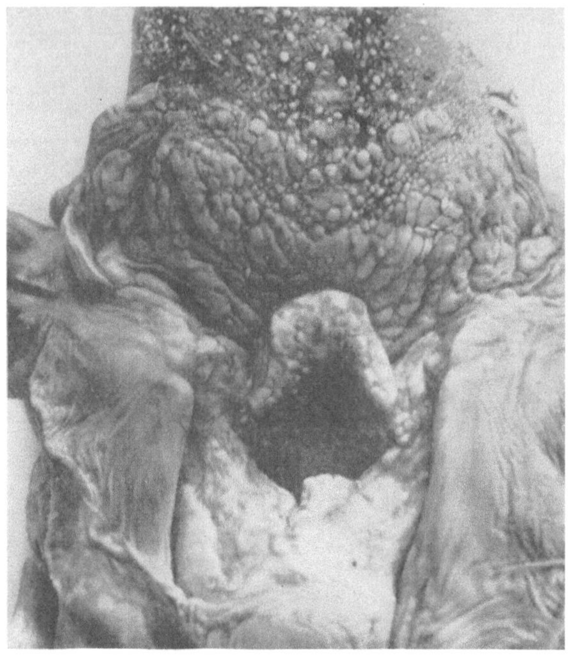

Abb. 46. Ausgedehnte Tuberkulose (Ulceration) der ösophagealen Larynxfläche und der Epiglottis.

Auch am *Taschenband* finden wir sowohl Infiltration mit miliaren
Knötchen, Ulceration und Tuberkulome, während Pachydermien hier seltener
auftreten.

Die Schleimhaut des MORGAGNIschen *Ventrikels* erkrankt verhältnismäßig
häufig an Tuberkulose, besonders in Form der Infiltration, in einzelnen Fällen
sogar ganz *isoliert*, 2 derartige Fälle konnte ich mikroskopisch untersuchen
(s. Abb. 7). Eine besondere Form der Erkrankung stellt hier der sog. *Prolaps*
des Ventrikels dar, welcher makroskopisch sich gewöhnlich als halberbsengroßer
tumorartiger Auswuchs präsentiert, der aus dem Ventrikel kommt und frei
auf dem Stimmbande liegt. Mikroskopisch findet man in ihm meist sehr schöne
Tuberkel.

Die *ösophageale* Fläche der hinteren Kehlkopfwand erkrankt verhältnismäßig häufig an Tuberkulose. Hier kann man die submukösen Partien oft in
großer Ausdehnung von Tuberkeln durchsetzt antreffen. Jedoch habe ich an
dieser Stelle gewöhnlich nur das reine Infiltrationsstadium beobachten können,

Ulcerationen seltener (s. Abb. 46), Perichondritis infolge Zerfalles und Einschmelzung des tuberkulösen Gewebes auch nicht oft.

Einer eigentümlichen Lokalisation der Tuberkulose im Kehlkopf sei noch
gedacht, die wohl jedem Kliniker schon aufgefallen ist. Es ist das die Ansammlung tuberkulösen Gewebes *unterhalb* der *Stimmbänder* an der *vorderen Commissur.*
Im klinischen Bilde sieht man da gelegentlich subglottisch an der genannten
Stelle eine ganz circumscripte bürzelförmige Anschwellung, welche kugel- oder
kegelförmig ins Lumen vorspringt. Die anatomische Untersuchung dieser
sehr häufig zu beobachtenden Auswüchse zeigt dann, daß sie verhältnismäßig
nur wenig spezifisch tuberkulöses Granulationsgewebe enthalten, dagegen große
Massen von Schleimdrüsen mit reichlicher Rundzelleninfiltration. In einem
Falle waren diese drüsigen Massen so reichlich, daß man fast an ein Adenom

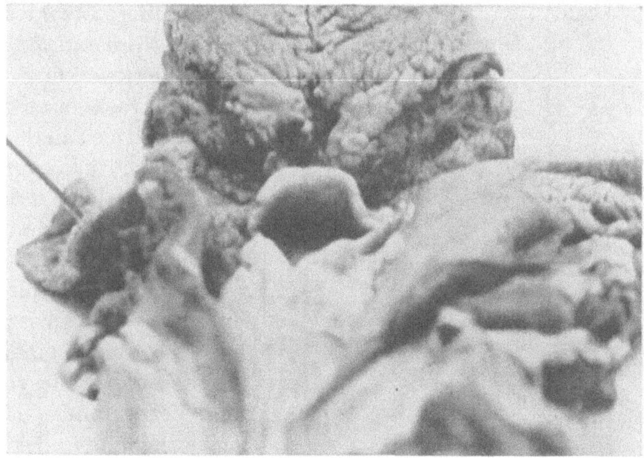

Abb. 47. 2 Ulcerationen am Zungengrund.

denken konnte, denn man hatte den Eindruck, daß nicht nur die normale
Schleimdrüsenmenge durch das fremdartige Gewebe ins Lumen gedrängt wurde,
sondern daß die Drüsenmasse stark vermehrt war.

Auch die *Zunge* kann man, wenn auch nicht häufig, affiziert sehen. Hier
kann man besonders an der Unterfläche gelegentlich ein sehr frühes Infiltrationsstadium mit schöner Knötchenbildung (s. Abb. 41) antreffen, auf der Oberfläche
sahen wir einige Male sehr schwere ulcerative Processe, multiple Geschwüre,
die zum Teil konfluiert waren und ziemlich weit in die Tiefe gingen. Ein schönes
Beispiel von zwei derartigen tuberkulösen Ulcerationen ist in Abb. 46 wiedergegeben.

Verlauf und Ausgang.

Fragen wir uns nun, in welcher Weise der geschilderte anatomische Prozeß
weitergeht und wie der endgültige Ausgang der Veränderungen aussieht.

Es ist ohne weiteres klar, daß diese Frage nicht einheitlich beantwortet
werden kann, weil hier außerordentlich viel verschiedene Faktoren in Betracht
kommen, von denen das Weiterschreiten oder andererseits der Heilungsprozeß
abhängig ist. Zu diesen Faktoren gehören Allgemeinzustand, besonders der

Lungenbefund, Ernährung, Therapie usw., welche selbstverständlich einen großen Einfluß auf den weiteren Verlauf der anatomischen Veränderungen ausüben.

Zunächst ist es keine Frage, daß selbst recht beträchtliche Erkrankungen zur Heilung kommen können, und zwar zu einer *vollständigen* Heilung, welche, wenigstens makroskopisch, *keine* Spur der ehemaligen Erkrankung erkennen läßt. Derartige Fälle sind ja jedem Kliniker bekannt. Andererseits kommen auch Heilungen vor mit Residuen der überstandenen Erkrankung, ausgedehnten *dauernden* Veränderungen, welche in erster Linie als *Defektbildungen* anzusehen sind. Es sei hier besonders der Folgezustände der Perichondritis gedacht,

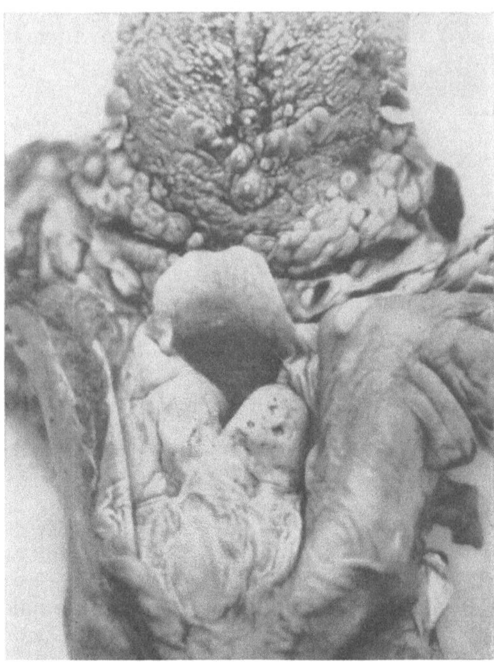

Abb. 48. Perichondritis beider Aryknorpel, auf der Hinterfläche des rechten 3 Ulcerationen.

welche am besten an der Epiglottis zu beobachten sind. An ihr kann man oft genug kleinere oder größere Defekte sehen, welche als *Narbenzustände* nach der Knorpelerkrankung zurückbleiben. Makroskopisch demonstrieren sie sich als rundliche, zackige oder auch ganz glatte Ausschnitte, welche den Rest der Epiglottis auszeichnen.

Die *erstere* Art der Heilung, welche nach dem Spiegelbefunde normale Verhältnisse darbietet, habe ich nur an einem unten zu schildernden Falle von *fast* völliger Vernarbung (L. 21) untersuchen können, der uns recht gut Gelegenheit gab, die anatomischen Ausheilungszustände zu studieren, wenn man auch nur von einer *partiellen* Heilung sprechen konnte.

Die *Residuen* mit *Defektbildung* konnten an einem Falle von abgelaufener Perichondritis der Epiglottis untersucht werden.

Es fehlten an diesem Falle ungefähr die oberen zwei Drittel (s. Abb. 49) des Kehldeckels, während der Stumpf mit weißlichem Narbengewebe bedeckt war. Mikroskopisch zeigte sich an der Oberfläche eine große Masse von Plattenepithel, welches, in vielfachen Schichten zu enormer Dicke anschwellend, das übrige Gewebe bedeckte. Das Epithel zeigte außerordentlich starke Wachstumserscheinungen: dicke Zapfen gingen weit in das Bindegewebe hinein, wie das oben in der Umgebung von Ulcerationen geschildert wurde. Degenerationserscheinungen wie Zell- und Kernzerfall waren hier nicht nachzuweisen. Und unter dieser dicken Epithelschicht lag dann ein derbes schwieliges Bindegewebe, welches aus sehr breiten, hellen Bindegewebsbändern zusammengesetzt war. In ihm lagen vereinzelte abgeschnürte Epithelherde, aber keine Schleimdrüsen. Das ganze derbe Bindegewebe ging bis aufs Perichondrium, welches keine Veränderungen aufwies. Neben der Narbe lagen noch reichliche Tuberkel, zum Teil auch mit Verkäsung und wohlausgebildeten LANGHANSschen Riesenzellen.

Die Narbenbildung kann also in solchen Fällen nur als eine partielle, lokal-circumscripte vorhanden sein, dicht daneben oder gar an weiter entfernt gelegenen Stellen kann der Prozeß ruhig weiter gehen. Das kann man gerade in diesem Fall von Epiglottisnarbe sehr schön an der makroskopischen Abb. 49

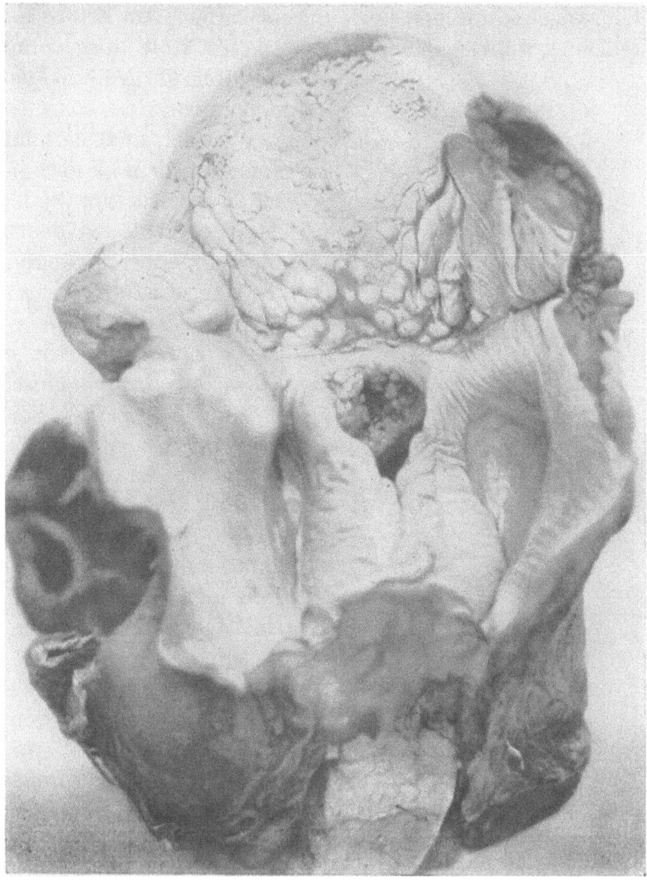

Abb. 49. Vernarbte Defektbildung an der Epiglottis, darunter eine frische tuberkulöse Ulceration.

sehen, welche uns zeigt, daß außer der Epiglottisnarbe an der vorderen Kehl-kopfwand ein großes tiefes Ulcus als Zeichen eines floriden Prozesses vor-handen ist.

Tritt *keine* Heilung ein, geht der Prozeß also weiter, so sehen wir besonders die ulcerösen und perichondritischen Erkrankungen eine immer größere Aus-dehnung annehmen, bis dann anatomische Objekte entstehen mit enormen Zerstörungen, die allzu bekannt sind, als daß sie hier geschildert zu werden verdienen.

Jene Heilungsvorgänge des genaueren zu studieren, war Gelegenheit gegeben durch die Freundlichkeit des Herrn Sanitätsrat Dr. MANN in Dresden, dem an

dieser Stelle der ganz besondere Dank des Verfassers ausgesprochen sei. Dieser
Kollege sandte uns einen Kehlkopf, welcher von ihm etwa $1^1/_2$ Jahre auf das
genaueste beobachtet worden war. Diese Beobachtung, besonders die Erfolge
der verschiedenen therapeutischen Eingriffe wurden uns mit sehr guten Abbildungen der einzelnen Stadien in freundlichster Weise zur Verfügung gestellt.
Der Leser findet diese illustrierte Krankengeschichte in den Protokollen am
Schlusse dieser Arbeit unter Nummer L. 21 und kann sich so einen guten Über-
blick über den ganzen klinischen Verlauf verschaffen. Am Schlusse der Behandlung war die ganze schwere Kehlkopferkrankung trotz ausgedehnter Lungen-
affektion zum größten Teil zur Heilung
gekommen.

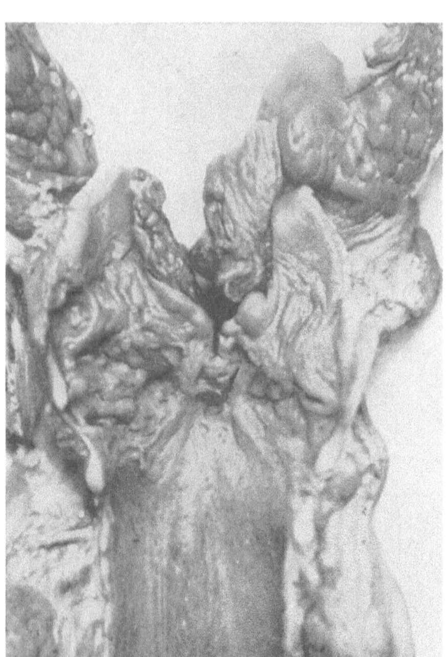

Abb. 50. Ausgedehnte ulcerative Tuberkulose des
Kehlkopfinnern; beide Stimmbänder,
Taschenbänder und hintere Wand.

Wie die anatomischen Veränderungen an dem klinisch fast völlig geheilten Larynx am Ende des Lebens
aussahen, geht aus dem angeführten
mikroskopischen Protokoll hervor. Auf
diese Weise ist es *gelungen, klinischen
und anatomischen Befund miteinander
zu vergleichen und vor allem festzustellen, wie die anatomischen Verhältnisse in den geheilten Partien sich gestaltet haben.*

Aus dem Krankenblatt ergibt sich,
daß im Anfang der Beobachtung am
rechten Stimmband eine dicke *Infiltration* mit polypöser Auftreibung
vorhanden war, eine Veränderung, die
also nach unserer obigen Einteilung
zu dem ersten Stadium zu rechnen
ist, daß ferner am linken Taschenband
und an der Epiglottis ein ulcerativer
Prozeß festzustellen war, also das
zweite Stadium. Die Behandlung, welche teils in Galvanokaustik, teils in
Bestrahlung bestand, brachte es in verhältnismäßig kurzer Zeit zu Wege, daß
jene typische tuberkulöse Infiltration des rechten Stimmbandes zur Heilung
kam und bis zum Tode des Individuums geheilt blieb.

Anders verhielt es sich mit der linken Seite, welche die qualitativ schwerere
Form der Erkrankung, eine Ulceration, aufwies. Zwar kam die Ulceration
als solche zur Ausheilung, doch ließ sich immer noch eine leichte Infiltration
des Taschen- und Stimmbandes nachweisen. Dagegen gelangte eine Ulceration
auf der laryngealen Fläche der Epiglottis unter der genannten Behandlung zur
Vernarbung.

Makroskopisch ließ sich an dem in Formalin fixierten Kehlkopf kaum irgend
etwas Pathologisches auffinden, wobei allerdings zu bemerken ist, daß er nicht
aufgeschnitten, also nur von oben her betrachtet wurde.

Mikroskopisch boten, wie aus dem Protokoll ersichtlich ist, alle Teile einen
außerordentlich interessanten Befund dar, am meisten natürlich war das rechte

Stimmband von Bedeutung, welches ja nach der Krankengeschichte etwa 1¹/₄ Jahr geheilt war.

Es zeigte sich im mikroskopischen Bilde keine Spur von frischen Tuberkeleruptionen, aber eine gewaltige Neubildung von schwieligem derbem Bindegewebe. Zwar konnte man nach langem Suchen noch kleine Stellen entdecken, welche zweifellos den Rest eines ehemaligen Tuberkels darstellten, aber eben nur ganz vereinzelt. Es war das z. B. ein kleines rundliches Knötchen mit hellem Zentrum und einer schattenhaften Riesenzelle, umgeben und durchsetzt von derben Bindegewebszügen mit spärlichen länglichen Bindegewebszellen, sowie ferner ein kleines amorphes Stückchen hyaliner Substanz, welches

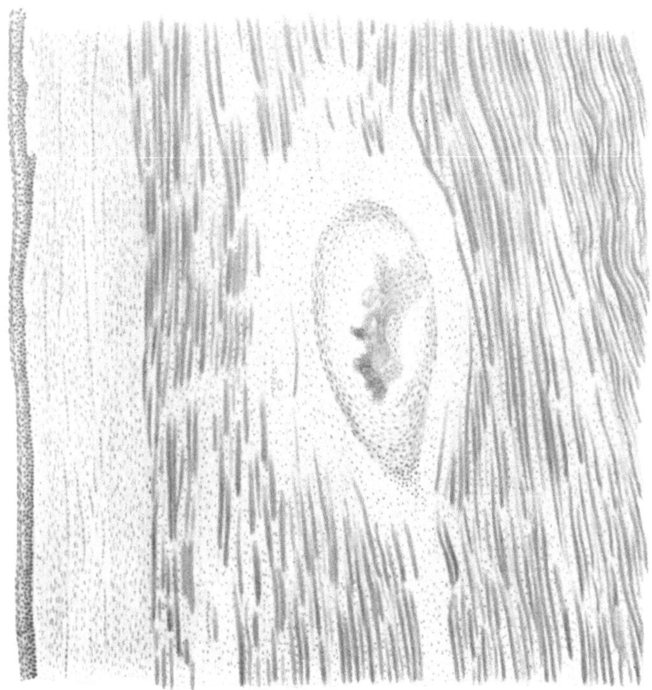

Abb. 51. L. 21. Ausheilende Tuberkulose. Im Musculus vocalis kleiner Käseklumpen, durchwachsen von Bindegewebe.

Ähnlichkeit mit einem kleinen Käsekrümchen hatte. Dieses Knötchen zeigte (s. Abb. 51) in schönster Weise jene Durchwachsung mit Bindegewebe: schmale und breite Fasern durchsetzten die Substanz, begleitet von Bindegewebszellen und wenigen Rundzellen. Kein Zweifel, daß hier ein ehemaliges verkästes Knötchen im Begriffe stand, von den Bindegewebsmassen zur Resorption gebracht zu werden.

Die zweite Stelle war noch kleiner: dicht unter dem Stimmbandepithel gelegen, zeigte sie neben wenigen kleinen einkernigen Elementen 2 größere Zellen, die sicher als Reste von ehemaligen Riesenzellen anzusprechen waren. Sie hatten die Größe und die Kernstellung der typischen LANGHANSschen Riesenzellen, zeigten aber schlechte Färbbarkeit der Kerne und schattenhaftes Aussehen. Das übrige Stimmband zeigte nur insofern eine Veränderung, als die hier vorhandenen derben Bindegewebsmassen in großer Menge anzutreffen waren und sich weit in die *Muskulatur* erstreckten. Da sah man den Musculus vocalis in großer Ausdehnung von den schwieligen derben Bindegewebsmassen durchsetzt und die Muskelfasern selbst in eigentümlicher Weise verändert. Diese sekundäre Alteration der Muskelfasern kam in kolbigen Anschwellungen, geschlängeltem Verlauf, starken Verdünnungen und ähnlichem zum Ausdruck, wie es aus der Abb. 52 deutlich hervorgeht. Dabei hatte die Querstreifung sehr stark gelitten, war an einzelnen Fasern ganz verschwunden, während sie an andern noch deutlich zu erkennen war. Ebenso verhielt es

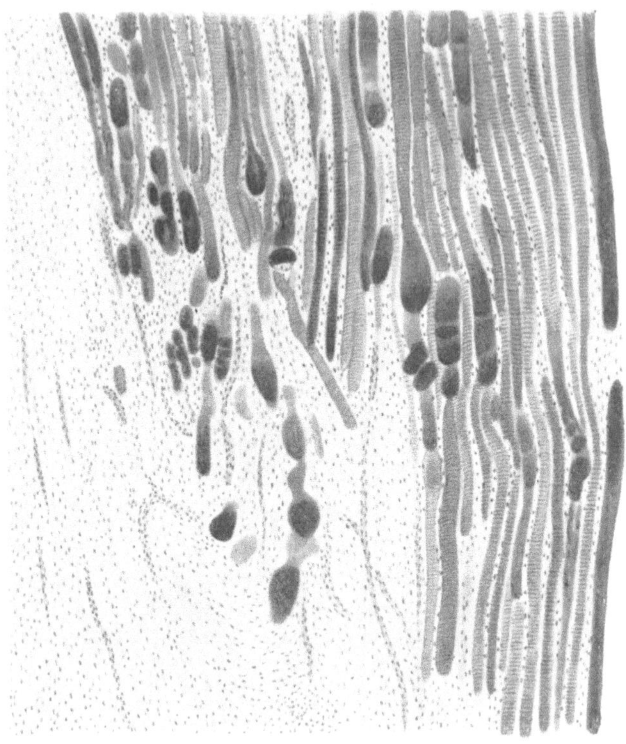

Abb. 52. L. 21. Ausheilungsprozeß mit Bildung von derbem Bindegewebe und starker Veränderung der Muskelfasern.

sich mit den Längsfibrillen, welche nur an wenigen Stellen noch nachzuweisen waren.

Es unterliegt wohl keinem Zweifel, daß diese ganzen Muskelveränderungen als *Kompressionserscheinungen* aufzufassen sind, entstanden durch das Hineinwachsen des derben, narbigen Bindegewebes, welches der Heilungsprozeß hervorgerufen hat.

Klinisch scheint es nun von Interesse, diese Tatsache zu kennen, um damit die nach Ausheilung des tuberkulösen Prozesses evtl. noch vorhandenen *Bewegungsstörungen* des Stimmbandes zu erklären.

Auch die *Taschenbänder* boten recht bemerkenswerte Veränderungen, welche zum größten Teil als Anzeichen des Heilungsprozesses anzusehen sind.

So zeigte sich dort, dicht an der vorderen Commissur, ein kleiner Epithel-defekt, welcher wohl nur als Rest eines ehemaligen *Geschwürs* aufzufassen

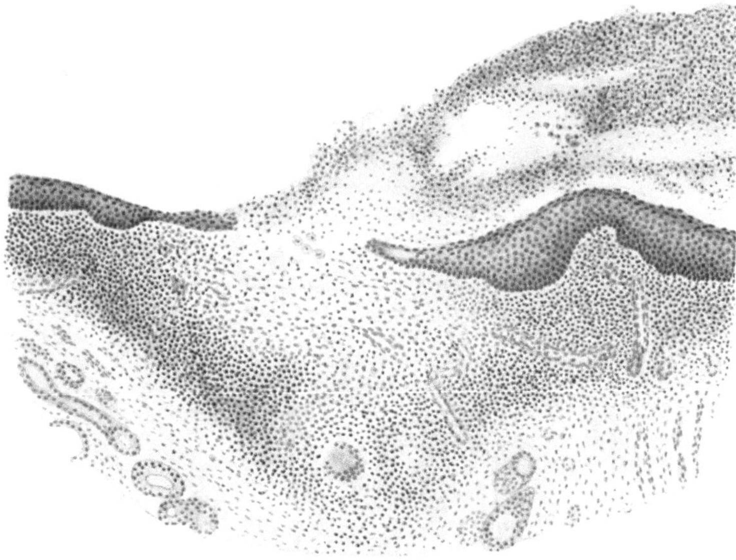

Abb. 53. L. 21. Ausheilende Tuberkulose, Vorschieben des Plattenepithels über einem in Heilung begriffenen Ulcus.

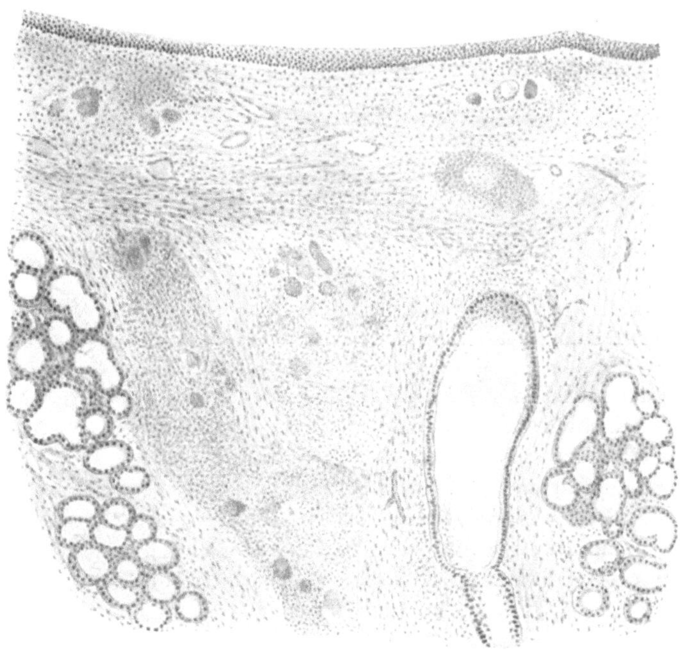

Abb. 54. L. 21. Ausheilende Tuberkulose, hintere Larynxwand: verdämmernde Tuberkel und verdämmernde Riesenzellen.

ist, übrigens die einzige Stelle im ganzen Kehlkopf, welche noch als *ulcerativer Prozeß* anzusehen war. Die Stelle ist in Abb. 53 wiedergegeben worden: da sehen wir den flachen Epitheldefekt mit Rundzellen ausgefüllt, sehen in der Tiefe nichts mehr von frischen spezifischen Vorgängen, nur kleinere und größere Zellen, auch eine blasse Riesenzelle, welche dem Bindegewebe aufliegen, und sehen schließlich, wie sich das Epithel von rechts und links vorschiebt über diese geschilderte Stelle hin. Es scheint mir keinem Zweifel zu unterliegen, daß bei längerer Lebzeit des Individuums sich der Defekt völlig geschlossen hätte und *das Geschwür damit zur Heilung gekommen wäre.*

Im übrigen enthielten auch hier die subepithelialen Partien eine außerordentlich reichliche Ansammlung von derbem, fibrösem Bindegewebe, welches zum Teil sehr schwielig und kernarm war, zum Teil auch einige Rundzellen und Bindegewebszellen enthielt.

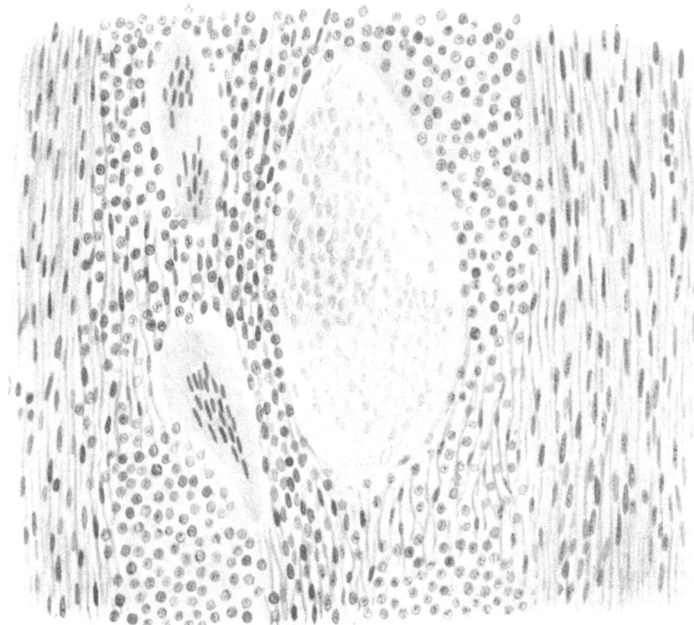

Abb. 55. L. 21. Ausheilende Tuberkulose, links 2 kräftige, rechts eine verdämmernde Riesenzelle mit reichlich Bindegewebe in der Umgebung. In ihr kleine weiße Stäbchen, s. Text.

Tuberkel *oder ehemalige Tuberkel* fanden sich im Kehlkopf nur ganz vereinzelt, und zwar in einem Zustand, der die Aufmerksamkeit des Beschauers besonders herausforderte. Zunächst waren es meist keine typischen Tuberkel mehr mit Riesenzellen, epitheloiden Zellen, Rundzellen und Verkäsung, sondern die hier liegenden Knötchen zeigten in auffallender Weise Ansammlung von Bindegewebsfasern mit Bindegewebszellen in ihrer Umgebung und in ihrem *Innern,* denn sie wiesen nicht nur eine starke konzentrische Einengung seitens der Bindegewebsfasern auf, sondern ließen auch erkennen, daß die letzteren das Knötchen in allen Teilen durchsetzten. Von Rundzellen oder epitheloiden Zellen war hier fast gar nichts mehr vorhanden. Dagegen fanden sich noch deutliche Riesenzellen, wohl kenntlich an ihrer Form, Größe und ihrem Kernreichtum. Aber diese großen Elemente und ihre Kerne waren meist so blaß, d. h. schwach gefärbt, waren glasig geworden, zeigten keine scharfen Grenzkonturen, so

daß sie gleichsam nur als *Schatten* imponierten, ähnlich wie es oben am Stimmband geschildert wurde. Hier konnte man von einer völligen *Verdämmerung*
der Riesenzellen sprechen und durfte nicht im Zweifel sein, daß sie im Begriffe
waren, zugrunde zu gehen. Die genaueren Verhältnisse dieser Veränderungen
mögen im Protokoll nachgesehen werden. Einer merkwürdigen Erscheinung
an diesen Riesenzellen sei noch gedacht, die allerdings nur vereinzelt zu notieren
war: das waren kleine scharf geschnittene Aufhellungen, welche innerhalb
des Protoplasmas des Zelleibes zu erkennen waren. Sie waren scharf begrenzt,
stäbchenförmig, immer gleich groß, vielleicht so groß wie der Durchmesser

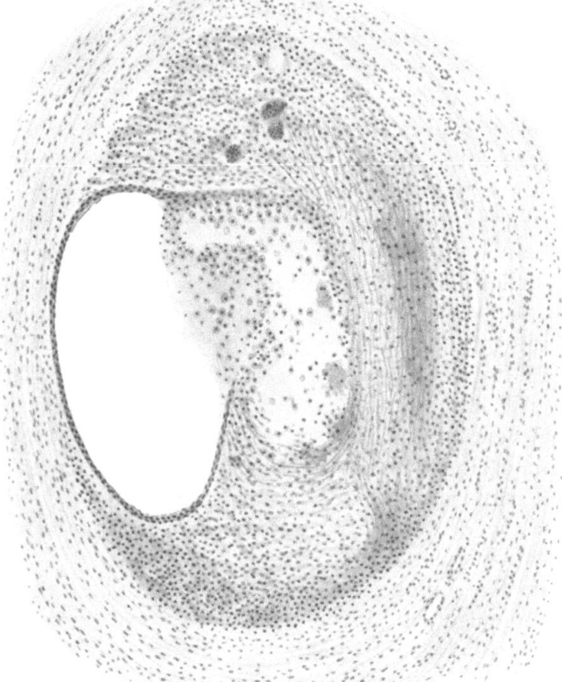

Abb. 56. L. 21. Ausheilende Tuberkulose. Mitten im Bindegewebe Drüsenschlauch mit defekter
Wand und frischen Tuberkeln in der Umgebung (s. Text).

eines halben roten Blutkörperchens und lagen unregelmäßig zerstreut in einer
Riesenzelle (s. Abb. 55). Es ist schwer zu sagen, was sie zu bedeuten hatten;
das ist jedenfalls keine Frage, daß hier irgendwelche stäbchenförmige Körper
lagen oder ausgefallen waren, welche dann diese Bilder hervorgerufen hatten.
Ob das Krystalle waren, welche durch die verschiedenen Lösungsmittel bei
der Einbettung aufgelöst waren oder, wie Herr Geheimrat SCHMIDT meinte,
Reste von elastischen Fasern, ist nicht zu entscheiden.

Auch an der *hinteren Wand* waren die geschilderten *Verdämmerungszustände*
der Tuberkel und Riesenzellen ebenso wie die derbe Bindegewebsneubildung
in schönster Weise zu beobachten. Hier waren richtige Knötchen überhaupt
kaum zu entdecken, da sah man die schwieligen Bindegewebsmassen und in
ihnen gelegentlich eins oder mehrere große Elemente, die zwar noch deutlich

durch Form und Kernreichtum als Langhanssche Riesenzellen anzusprechen, aber auch fast alle so stark verändert waren, daß sie nur noch als *Schatten* bezeichnet werden konnten (s. Abb. 54).

Es war also das *Wesentliche*, was diese klinisch fast ausgeheilte Tuberkulose des Larynx auszeichnete, daß hier statt der tuberkulösen Infiltration oder Ulceration eine starke *Neubildung von Bindegewebe mit zweifellos im Absterben begriffenen Tuberkeln das Gewebe durchsetzte,* und es scheint mir fraglos, daß diese Neubildung von derbem schwieligem Bindegewebe als *Reparationsvorgang* anzusehen ist, durch welchen dann in sekundärer Weise die *Tuberkel mit ihren spezifischen Elementen zur Verdämmerung und zum Absterben gebracht werden.* Natürlich braucht die Bindegewebsbildung nicht immer das Primäre zu sein, es kann auch umgekehrt infolge der therapeutischen Maßnahmen zuerst das tuberkulöse Gewebe wenigstens partiell zugrunde gegangen und dann erst sekundär die Bildung von Bindegewebe aufgetreten sein.

Fragen wir uns nun, ob in diesem Kehlkopf gar keine *frischen* tuberkulösen Veränderungen vorhanden waren, die *neben den Ausheilungsvorgängen* einhergingen? Dazu ist zu sagen, daß allerdings wenn auch ganz vereinzelt solche unveränderten nicht absterbenden Knötchen gefunden wurden, besonders in der Ventrikelschleimhaut. Hier war an einer Stelle, durch Serie verfolgbar, ein Prozeß festzustellen, der als *erster Anfang* einer frischen Tuberkulose gedeutet werden mußte. Da sah man einen dilatierten Drüsenausführungsgang, mit zellhaltigem Sekret gefüllt, an einer Seite der Wand einen Defekt, ausgefüllt mit zellreichem und fibrinhaltigem Sekret. Diese Sekretmassen standen in offener Kommunikation mit der Umgebung des Drüsenganges, und in dieser zeigte sich zweifellos eine ganz frische tuberkulöse Alteration, deutlich kenntlich an den typischen Langhansschen Riesenzellen, welche in einem Konvolut von Fibrinmassen und Rundzellen eingebettet lagen (s. Abb. 56). Hier war zweifellos eine ganze *frische Eruption von Tuberkeln in der nächsten Umgebung des Ausführungsganges zustande gekommen.*

Ob man aus der Kommunikation des Gang-Inhaltes mit dem jungen tuberkulösen Gewebe schließen soll, daß das letztere infolge einer von *außen* in den *Gang* gekommenen *Infektion* zustande gekommen ist, kann ich nicht mit absoluter Sicherheit behaupten (s. u.). Diese Erklärung wäre jedenfalls eine Stütze für die alte Ansicht, daß auf diese Art, also durch die Einwanderung von Tuberkelbacillen in die Ausführungsgänge der Schleimdrüsen, die submuköse tuberkulöse Infiltration zustande käme.

Infektionsmechanismus.

Fragen wir uns jetzt, ob die ausgedehnten Untersuchungen uns einen Anhaltspunkt ergeben für die Beantwortung der Frage, auf welche Weise das *tuberkulöse Virus* in den Kehlkopf *hineinkommt,* bzw. wie es sich in ihm *verbreitet,* so müssen wir gestehen, daß das Ergebnis in dieser Hinsicht etwas dürftig ist, zumal da unsere Bacillen-Färbungen in großen Celloidin-Schnitten stets negativ ausfielen und nur in Paraffinschnitten kleiner Gewebsstücke gelangen.

Fränkel hat sich, wie oben bemerkt, mit dieser Frage des genaueren beschäftigt und festgestellt, daß die Bacillen auch durch das intakte Epithel eindringen können; andere Autoren haben kleine Epitheldefekte sowie die

Drüsenausführungsgänge als Eintrittspforte bezeichnet und noch andere lassen die tuberkulösen Herde auf dem *Blut-* oder *Lymphwege* zustande kommen.

Es ist hier nicht der Ort, auf diesen, meist durch theoretische Erwägungen gestützten Streit näher einzugehen, es soll nur dasjenige aus den Ergebnissen unserer anatomischen Untersuchungen herausgehoben werden, was geeignet ist, die eine oder die andere der von den Autoren angesprochenen Ansichten zu stützen.

Zunächst die Frage: Sind die *Schleimdrüsen* bzw. ihre Ausführungsgänge als Eingangspforte anzusehen? In dem früheren Referat wurde auf Grund der damaligen Untersuchungsbefunde eine nähere Beziehung der Schleimdrüsen zu den Tuberkeln verneint. Die weiteren Untersuchungen haben jedoch gezeigt,

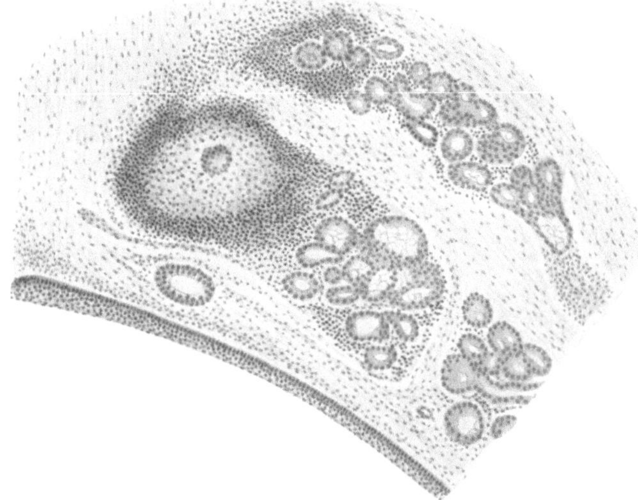

Abb. 57. L. 25. Makroskopisch normaler Kehlkopf. Auch mikroskopisch nichts von Tuberkulose, nur geringfügige Tuberkelbildung an einem Schleimdrüsenpaket.

daß, wenn auch nicht oft, so doch sehr deutliche, außerordentlich intime Beziehungen zwischen *Schleimdrüsen* und *primärer Tuberkelbildung* bestehen können.

Drei Beobachtungen seien zur Stütze dieser Behauptung herangezogen.

Zunächst L. 25. Der Kehlkopf stammte von einem tuberkulösen Individuum und erwies sich makroskopisch als völlig *normal.* Die *mikroskopische* Untersuchung, bei welcher der ganze Larynx in Horizontalschnitte zerlegt wurde, deckte einen eigentümlichen Befund auf: an der vorderen Commissur, dicht über dem linken Stimmband, ein mit Rundzellen durchsetztes Drüsenpaket und in diesem Infiltrat einem *einzigen,* typischen *Tuberkel* (s. Abb. 57). Sonst war in dem ganzen Larynx auch mikroskopisch nichts von Tuberkulose zu finden. Wie schon in dem Protokoll erwähnt, ist es nun zweifellos von Interesse, zunächst einmal ein erstes Anfangsstadium der Tuberkulose im Larynx gefunden zu haben und zweitens festgestellt zu haben, daß dieses einzige Anfangsstadium in einem *Schleimdrüsenpaket* gelegen ist.

Es scheint mir durch diesen Befund mit einer großen Wahrscheinlichkeit erwiesen, daß die *erste Infektion des Larynx mit Tuberkulose durch die Schleimdrüsen stattfinden kann* (s. hierüber die soeben erschienene Arbeit von Esch).

Die zweite Tatsache, welche für diese Frage in Betracht kommt, war die folgende. Es wurden, wie aus den Protokollen ersichtlich, außer dem soeben erwähnten, noch mehrere makroskopisch *normale* Kehlköpfe untersucht, welche von tuberkulösen Individuen herstammten (s. ebenfalls die soeben erwähnte Arbeit von ESCH). An ihnen wurden dann auch zum Teil sehr deutliche tuberkulöse Veränderungen angetroffen, welche als *latente* bezeichnet werden können, insofern, als sie sowohl klinisch wie makroskopisch-anatomisch nicht festzustellen waren.

In einem von diesen Kehlköpfchen (L. 36) fand sich eine eigentümliche Veränderung, welche für die in Rede stehende Frage, die die Schleimdrüsen als Infektionsweg behandelt, von Wichtigkeit erscheint. Da sah man bei noch intakter, nur von wenigen Tuberkeln durchsetzter Schleimhaut, einen Drüsenausführungsgang, welcher bis in das dazugehörige Drüsenpaket zu verfolgen war.

In ihm war auf dem Längsschnitt der einen Seite normales Cylinderepithel, während auf der anderen Seite deutliches Plattenepithel zu erkennen war. Und die Drüsensubstanz, in welche dieser Gang hineinführte, war durchsetzt von Lymphozyten, welche die Drüsenstruktur stark überdeckten, sowie von größeren epitheloiden Zellen, und mitten in dieser Zellmasse lag eine deutliche LANGHANSsche Riesenzelle, sowie ein ähnliches großes Element, welches aussah wie eine werdende Riesenzelle (s. Abb. 58). Zweifellos war hier ein sehr frühes Stadium der Tuberkelbildung innerhalb eines Drüsenpaketes getroffen worden, und man kann wohl mit einer an Gewißheit grenzenden Wahrscheinlichkeit behaupten, daß hier eine Primärinfektion der Drüse vorlag, daß also an dieser Stelle die *Schleimdrüse* bzw. ihr *Ausführungsgang* den *Weg* darstellte, auf welchem das tuberkulöse Virus in den Kehlkopf eingedrungen war.

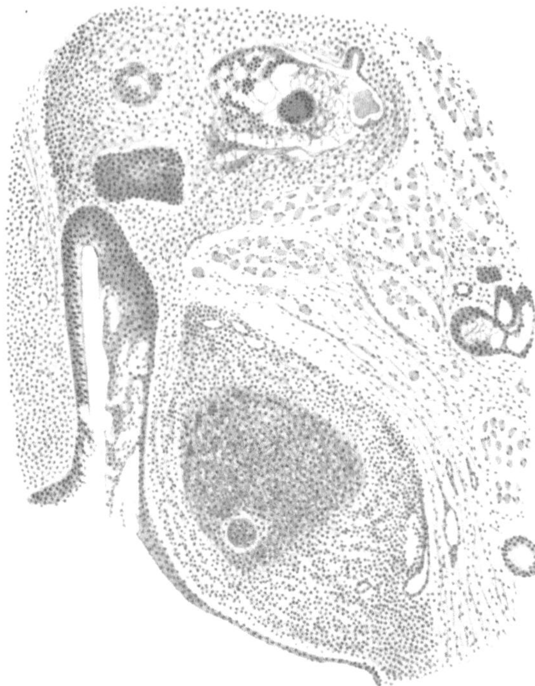

Abb. 58. L. 36. Makroskopisch normaler Kehlkopf. Drüsenausführungsgang mit partieller Epithelmetaplasie, der auf eine ganz frisch tuberkulös infizierte Schleimdrüse führt. Auch neben dem Ausführungsgang ein frisches Knötchen.

Für diese Möglichkeit spricht noch ein dritter anatomischer Befund, welcher im Protokoll L. 21 ausführlich geschildert ist. Es war dies der Kehlkopf, welcher nach $1^1/_2$ jähriger schwerer Erkrankung kurz vor dem Tode einen klinisch fast völlig geheilten Zustand aufwies und auch anatomisch, wenigstens makroskopisch fast völlig normale Verhältnisse erkennen ließ. Im mikroskopischen Bilde konnte man, wie an anderer Stelle angeführt, außerordentlich schön die *Heilungs-vorgänge* studieren, während *frische* Erkrankungsvorgänge fast völlig vermißt wurden. Nur an ganz wenigen Stellen war eine frische Eruption von Tuberkeln festzustellen, und das war wieder an den Schleimdrüsen bzw. an einem Aus-führungsgang. Da sah man (s. Abb. 56) einen derartigen mit schönem Zylinder-epithel ausgekleideten Ausführungsgang stark dilatiert mit hellem Sekret gefüllt, in dem einige Zellen schwammen. Dieser Gang hatte an einer Stelle einen Defekt, durch welchen die Flüssigkeit frei in die Umgebung hineindrang, und diese Umgebung bestand aus feinen Fibringerinnseln und ganz frischen Tuberkel-knötchen. Es war also hier eine breite Kommunikation vorhanden zwischen dem mit Flüssigkeit gefüllten Ausführungsgang und einer kleinen *frischen Tuberkelzone* an einem Larynx, der sonst fast völlige Ausheilung zeigte. Hier mußte dem Beobachter selbstverständlich der Gedanke kommen, daß an dieser Stelle das durch den Drüsengang eintretende tuberkulöse Gift an einer defekten Wandstelle eine Infektion der Umgebung hervorgerufen hatte, welche durch das hier angetroffene Auftreten frischer Knötchen sichergestellt war. Natürlich ist das kein *ganz sicherer Beweis* dafür, daß die Drüsengänge als Eingangspforte der Tuberkulose dienen, aber es macht diese Ansicht doch zu mindesten sehr wahrscheinlich. Gewiß wird man auch andererseits sagen können, daß um-gekehrt die Tuberkel in die Wand des Ganges eingedrungen seien und die Defektbildung mit Exsudation hervorgerufen haben. Sehr wahrscheinlich ist diese Auslegung nicht, denn irgendwelche Anzeichen einer käsigen Gewebs-einschmelzung waren *nicht* vorhanden.

Schließlich sei noch einer Tatsache gedacht, welche ebenfalls für die Klärung dieser Frage von Bedeutung zu sein scheint. Es ist das der Bacillen-befund in dem Fall, welcher bei den Protokollen unter L. 35 geschildert ist.

Es war das ein *makroskopisch normaler Larynx* eines jugendlichen Indivi-duums mit Lungentuberkulose. In ihm fanden sich ebenfalls einige sub-epitheliale Tuberkel im MORGAGNIschen Ventrikel, welche außerordentlich reich-lich *Tuberkelbacillen* enthielten. Und diese Bacillen fanden sich ebenfalls in großer Anzahl, mit Schleim und Zellen untermischt, im freien Lumen der benachbarten *Drüsenausführungsgänge*, eine Tatsache, welche man gleichfalls für die These verwenden könnte, daß diese offenen Lumina für den Primär-Infekt des Larynx mit Tuberkulose in Betracht kämen.

Wenn somit durch diese Untersuchungen die Möglichkeit, daß die Schleim-drüsen als Eintrittspforte dienen können, wahrscheinlich gemacht wird, so muß andererseits bemerkt werden, daß auch anatomische Befunde vorhanden waren, welche die Ansicht stützen, daß die *Gefäße* als Infektionswege in Betracht kommen, wenn auch nicht für die *primäre* Infektion, so doch zweifellos für die *Propagation*.

In erster Linie kämen hier die *Lymphwege* in Betracht als Infektionsträger bei der Verbreitung der Tuberkulose im Larynx. Dafür spricht einwandfrei der eigentümliche Befund an den Lymphgefäßen, der an anderer Stelle schon geschildert ist. Nicht nur daß wir an diesen Wegen eine ausgesprochene Thrombo-lymphangitis feststellen konnten, sondern auch an den Gerinnungsmassen innerhalb der Lymphgefäße eine deutliche *Verkäsung* fanden und schließlich, was die Hauptsache ist, daß wir *innerhalb der submukösen Lymphgefäße* deutliche Tuberkelbildung mit typischen LANGHANSschen Riesenzellen antreffen konnten.

Diese Befunde, die wohl ihr Analogon in der Lymphangitis tuberculosa der Darm-Serosa haben, sprechen entschieden dafür, daß *wenigstens* die *Propagation*, d. h. der Transport des tuberkulösen Materials, durch die *Lymphgefäße* stattfinden kann. Damit ist zunächst nicht gesagt, daß die *erste Infektion des Larynx* durch die Lymphgefäße zustande kommt, sondern nur die weitere *Ausbreitung* innerhalb des Organs. An welchen Stellen die Tuberkelmassen in den Lymphkreislauf eindringen, ob im Larynx selbst, an der Stelle des primären Infektes, oder an einer ganz anderen Stelle des menschlichen Körpers, ist natürlich nicht zu sagen. Jedenfalls können sie nicht an der Stelle, an welcher die erkrankten Lymphgefäße angetroffen wurden, in sie hineingelangt sein, denn gerade an *der* Stelle war die ganze Gegend frei von sonstigen tuberkulösen Alterationen.

Einer Tatsache sei hier noch gedacht, die im Protokoll L. 19 festgelegt ist. Das ist der Befund von *Kohlepigment* innerhalb der thrombotischen Massen in den Lymphgefäßen. Derselbe war zwar nur in *einem* Falle zu notieren, scheint mir aber von einer gewissen Wichtigkeit gerade für die Frage, woher die thrombotischen Massen stammen. Das Kohlepigment lag dort in freien, spitzen und scharfen Körnchen innerhalb von einkernigen rundlichen, ziemlich großen etwas gedunsenen Elementen mitten in den thrombotischen Massen. Das mußte natürlich von ziemlich weit her in den Lymphkreislauf eingeschleppt sein. In Betracht kommen hier vielleicht die Lungen, eher aber die Lymphdrüsen, die ja oft reichlich mit Kohle beladen angetroffen werden. Natürlich wird es ganz unmöglich sein, die genaue Herkunft der eingeschleppten Massen festzustellen, aber man kann doch auch aus dieser eben geschilderten Tatsache schließen, daß die in den Lymphwegen gefundenen thrombotischen Massen nicht aus dem Kehlkopf stammen.

Diese geschilderten beiden Punkte, daß sowohl Schleimdrüsen wie Lymphgefäße für den Transport des tuberkulösen Materials in Betracht kommen können, brauchen einander nicht zu widersprechen, denn man geht wohl nicht fehl mit der Annahme, daß die Infektion auf sehr verschiedene Weise zustande kommen kann, ja sogar, daß *verschiedene* Arten der Propagation an *einem* Kehlkopf vorkommen können. Denn man kann sich sehr wohl vorstellen, daß z. B. ein infiltriertes Drüsenpaket infolge Verkäsung und Zerfall der in ihm lokalisierten Tuberkel die Umgebung infiziert, und daß das tuberkulöse Material in den Lymphgefäßen weitermarschiert und hier zur tuberkulösen Thrombolymphangitis führt, ebenso, selbstverständlich, ein primärer Herd, der durch Eindringen der Tuberkelbacillen ins intakte Epithel zustande gekommen ist. Natürlich wird es sehr schwer sein, anatomisches Material zu finden, welches diesen Zusammenhang nachweist.

Wie steht es nun mit der akuten Miliartuberkulose?

Es war nur einmal Gelegenheit gegeben, den Kehlkopf eines solchen Falles zu untersuchen, welcher makroskopisch relativ wenig Veränderungen aufwies. An ihm sahen wir (s. Protokoll L. 34), daß außer einigen kleinen Knötchen ebenfalls eine tuberkulöse Erkrankung zu finden war an *präformierten Räumen,* welche aber ganz anders aussahen wie die oben geschilderten Lymphgefäße. Der *Inhalt* dieser Räume war zwar sehr ähnlich demjenigen, welchen wir bei der Thrombolymphangitis antrafen: er bestand aus Fibrin, feinkörnigen Massen,

Rundzellen und LANGHANSschen Riesenzellen, war also zweifellos tuberkulöser Natur. Zwei Unterschiede gab es, die von Wichtigkeit erscheinen, erstens die Form der Räume. Zwar war auch hier die Wand ziemlich dünn und hatte an den nicht erkrankten Stellen schönes Endothel, so daß es keinem Zweifel unterlag, daß man Gefäße vor sich hatte, aber die äußere Konfiguration zeigte niemals die charakteristischen Ausbuchtungen und Einschnürungen der Lymphgefäße, sondern immer eine scharf runde oder ovale Figur, je nachdem sie im Quer- oder Schrägschnitt getroffen waren. Zweitens fanden sich die thrombotischen Massen immer untermischt mit roten Blutkörperchen, welche auch meist noch in dem freien Lumen angetroffen wurden. Es scheint demnach kaum einem Zweifel zu unterliegen, daß wir hier keine Lymphgefäße, sondern *Venen* vor uns hatten, welche mit dem tuberkulösen Material gefüllt bzw. verstopft waren.

Zwar ist es ja jedem Untersucher bekannt, wie schwer im einzelnen Falle innerhalb pathologischen Gewebes die Entscheidung zu treffen ist, ob man ein Lymphgefäß vor sich hat oder eine Vene, doch war hier der Unterschied zwischen *diesen* Gefäßen und den vorher geschilderten sicheren Lymphgefäßen ein so eklatanter, daß man sich aus den oben angegebenen Gründen dazu entschließen mußte, sie mit größter Wahrscheinlichkeit als *Venen* anzusprechen.

Natürlich würde diese Deutung auch gut zu unseren allgemein pathologischen Erfahrungen passen, denn wir wissen ja, daß die akute Miliartuberkulose gewöhnlich durch Einbruch tuberkulöser Massen in den *venösen* Kreislauf zustande kommt.

Es ist hier natürlich nicht der Ort, auf diese allgemein pathologischen Fragen näher einzugehen, doch sei ausdrücklich auf die unter M. B. SCHMIDTs Leitung angefertigte Arbeit von BOYMAN hingewiesen, in welcher auch die reichliche Literatur angegeben ist.

Soviel über diejenigen Punkte aus unseren Untersuchungsergebnissen, welche der Aufklärung über den *Infektionsmechanismus* dienen können.

Anatomische Diagnose.

Eigentlich sollte man meinen, daß die mikroskopische Diagnostik einer Schleimhauttuberkulose etwas sehr Einfaches wäre. Und doch gibt es Fälle, bei denen man trotz ausgiebiger Probeexcision bei der mikroskopischen Untersuchung Zweifel haben kann, ob wirklich eine Tuberkulose vorliegt. Im allgemeinen kann man ja sagen, daß typische Tuberkel mit LANGHANSschen Riesenzellen und Verkäsung die Diagnose sichern. Und doch gibt es von dieser Regel Ausnahmen. So wissen wir seit langen Jahren, daß z. B. bei der Syphilis nicht nur Granulationsgewebe mit Riesenzellen vorkommt, sondern auch richtige circumscripte Knötchen mit Riesenzellen, die ganz genau so aussehen wie typische Tuberkel. Es sei hier nur an die bekannten syphilitischen Geschwülste z. B. in der Nase erinnert. Die sehen nicht nur *makroskopisch* oft genau so aus wie die *Tuberkulome*, sondern zeigen auch gar nicht selten bei der *mikroskopischen* Untersuchung ganz umschriebene Knötchen mit Riesenzellen, die ganz den Tuberkeln gleichen. Und doch kann man durch den klinischen Verlauf mit

Sicherheit sagen, daß es sich um eine reine Syphilis handelt. Diese Unterscheidung zwischen Tuberkulose und Syphilis ist es ja hauptsächlich, die in einzelnen Fällen Schwierigkeiten machen kann. Ein schönes derartiges Beispiel wurde vor kurzer Zeit in unserer Klinik beobachtet. Ein großer kräftiger Mann kam mit schwerster Kieferhöhleneiterung zur Operation. Bei der Ausräumung zeigte die Kieferhöhlenschleimhaut ein etwas verdächtiges Aussehen, so daß die mikroskopische Untersuchung vorgenommen wurde. Diese zeigte in der chronisch entzündeten Submucosa eine Reihe von typischen Knötchen mit mehreren LANGHANSschen Riesenzellen, so daß der Verdacht entstand, es läge eine Tuberkulose vor, trotzdem sonst an dem kräftigen Mann keine Spur von Tuberkulose zu entdecken war. Da gab die WASSERMANNsche Reaktion ein positives Resultat, und die genauere Anamnese ließ erkennen, daß früher eine Lues bestanden hatte. Zweifellos waren in diesem Falle die tuberkelähnlichen Knötchen in der Kieferhöhlenschleimhaut nicht die Anzeichen einer *Tuberkulose*, sondern einer *Syphilis* gewesen. Wenn somit einerseits das Auffinden der Knötchen kein absolut sicherer Beweis einer Tuberkulose darstellt, so ist andererseits das *Fehlen* der Knötchen kein Beweis für das *Nichtbestehen* einer Tuberkulose. Das haben wir ja an einer Reihe von Fällen gesehen, bei denen in den *tuberkulösen* Ulcerationen jegliche Knötchenbildung vermißt wurde.

Diese Verhältnisse waren auch bei den alten Untersuchern schon bekannt, besonders die Tatsache, daß die Differentialdiagnose zwischen den beiden so ähnlichen chronischen Infektionskrankheiten, der Lues und der Tuberkulose, außerordentlich schwer sein kann, trotz eingehender mikroskopischer Untersuchung. Ja, FRIEDRICH V. RECKLINHAUSEN, der gewiß ein guter, allerdings auch sehr kritischer Untersucher war, hat oft gesagt, daß es ihm im einzelnen Falle nicht möglich sei zu entscheiden, ob eine Lues oder eine Tuberkulose oder nur einfaches Granulationsgewebe vorliege.

Dieser Unzulänglichkeit selbst der sogenannten „exakten" Methoden muß man sich bewußt sein, wobei es unnötig ist zu sagen, daß es auch eine große Reihe von Fällen gibt, bei denen die Diagnose mikroskopisch ohne weiteres zu stellen ist.

Jedenfalls resultiert für den Kliniker hieraus die Mahnung, daß man bei der Diagnostik der Tuberkulose der oberen Luftwege sich niemals mit *einer* Untersuchungsmethode begnügen, sondern sowohl die *anatomischen* wie auch die *klinischen* Anzeichen heranziehen muß.

Lupus.

Einige kurze Bemerkungen mögen über die anatomischen Veränderungen beim Lupus gestattet sein, weil er ja zweifellos zur Tuberkulose gehört.

Wir sehen lupöse Erkrankungen in *allen* Teilen der oberen Luftwege mehr oder weniger intensiv auftreten; der Unterschied gegenüber der eigentlichen Tuberkulose ist der, daß 1. die *Ursache* beim Lupus keine Lungentuberkulose, sondern meist ein Lupus der Gesichtshaut ist, daß 2. die lupösen Erkrankungen einen viel protrahierteren Verlauf zeigen und nicht so schwere Alterationen aufweisen, wie die eigentliche Tuberkulose, oder kurz gesagt, daß der Lupus eine leichtere Form der Tuberkulose darstellt.

Das sind natürlich mehr *klinische* Unterschiede, sie betreffen aber auch das *anatomische* Bild. Dieses zeigt uns nun zweifellos ganz ähnliche Formen wie die eigentliche Tuberkulose, also die Infiltration mit Knötchenbildung, die Ulceration, die Perichondritis und die Tumoren, aber alle Stadien entwickeln sich viel langsamer und nicht so intensiv wie bei der Tuberkulose, auch hat der Lupus nicht einen so progredienten Charakter. Die Ulcerationen gehen gewöhnlich nicht so in die Tiefe und Breite wie bei der richtigen Tuberkulose, und die Perichondritis ist mehr als Folge der Erkrankung der Haut als der der Schleimhaut anzutreffen. Häufiger dagegen sehen wir hier die Tuberkulome, besonders an der Nasenscheidewand, aber auch sie sind bei richtiger Behandlung nicht als eine *sehr* schwere Erkrankung anzusehen.

Alles in allem können wir sagen, daß der Lupus der Schleimhaut der oberen Luftwege fast niemals einen so destruktiven Charakter zeigt wie die Tuberkulose, und daß an der erstgenannten Erkrankung viel weniger Menschen zugrunde gehen wie an der letztgenannten, oder daß der Lupus eine *abgeschwächte* Form der Tuberkulose darstellt.

Denn *histologisch* natürlich verhält sich das Lupusknötchen genau so wie der Tuberkel, nur die sekundären Veränderungen sind bei ihm viel weniger zu finden, und wenn wir bei ihm an den knorpeligen Teilen des Nasenskelets, besonders der äußeren Nase, schwere Zerstörungen auftreten sehen, so ist hier die Ursache viel weniger in der Schleimhauterkrankung, als in der primären Hautaffektion zu suchen.

Wesentlich verschieden von der Tuberkulose ist der Lupus hauptsächlich in seinem *Schlußstadium bei der Ausheilung, d. h. bei der Narbenbildung.* Die Lupusnarben sehen ganz anders aus wie diejenigen bei der Tuberkulose. Sie sind derb, von weißer Farbe, strahlig geformt, führen häufig zu Verwachsungen innerhalb der oberen Luftwege, so daß sie viel eher den Narben der tertiären Lues ähnlich sind. Diese Verwachsungen finden sich an der Nase in Gestalt von Verengerung und vollständigem Verschluß der äußeren Öffnung, im Rachen in Form von Verlötung benachbarter Schleimhautpartien, in der Trachea und Larynx in Gestalt von Strang- und Diaphragmabildungen. Hierdurch können gelegentlich schwere Verengerungen des Lumens auftreten. Sie sind zwar nicht häufig, doch konnten wir vor kurzer Zeit eine starke Stenose der Trachea bis zur Bifurkation herunter beobachten, welche sehr schwere Erscheinungen hervorgerufen hatte, alles Veränderungen, denen wir bei der eigentlichen Tuberkulose kaum jemals begegnen, jedenfalls viel seltener als bei der tertiären Syphilis.

Literatur.

ASCHOFF, L.: Verhandl. d. 33. dtsch. Kongr. f. inn. Med., Wiesbaden 1921. — BOYMAN, FRIEDRICH: Über den Einbruch miliarer Tuberkel in die Lungengefäße. Dissert. Zürich 1912. — EPPINGER: Lehrb. d. pathol. Anat. 1884. — ESCH: Zeitschr. f. Hals-, Nasen- u. Ohrenheilk. Bd. 17, S. 222. — FISCHER, P.: Münch. med. Wochenschr. Bd. 70, S. 873. — FRÄNKEL, E.: Virchows Arch. f. pathol. Anat. u. Physiol. Bd. 71. 1877; Bd. 121. 1890; Dtsch. med. Wochenschrift Bd. 19. 1891. — GÖRKE: Arch. f. Laryngol. u. Rhinol. Bd. 9, S. 50. — HERYNG: Arch. f. Ohrenheilk. Bd. 76, S. 282. — HOSOMI: Passow-Schäfer, Beiträge Bd. 20, S. 266. — HYNITSCH: Zeitschr. f. Ohrenheilk. Bd. 34, S. 192. — IMHOFER: Med. Klinik 1925. S. 727. — ITO: Passow-Schäfer, Beiträge Bd. 20, S. 300. — KERKUNOFF: Arch. f. klin. Med. Bd. 25. 1887. — MANASSE: Jahreskurse f. ärztl. Fortbild., Novemberheft 1924; Arch. f. Laryngol. u. Rhinol. Bd. 19, H. 2. — ORTH: Lehrb. d. pathol. Anat. 1883. — PASCH: Arch. f. Laryngol.

u. Rhinol. Bd. 17, S. 54. — RICKMAN: Die Röntgenbehandlung der Lungen- und Kehlkopftuberkulose. Leipzig 1924. — RINDFLEISCH: Lehrb. d. pathol. Anat. 1873. — SCHECH: In Heimanns Handbuch. — DERSELBE: Ärztl. Intelligenzbl. 1880. Nr. 41 und 42. — SCHMIDT, MORITZ und EDMUND MEYER: Die Krankheiten der oberen Luftwege 1909. — SCHOTTELIUS: Der Kehlkopfknorpel. Wiesbaden 1879. — TONNDORF: Zeitschr. f. Hals-, Nasen- u. Ohrenheilk. Bd. 13, S. 466. — VIRCHOW: Geschwülste II. — WAGNER: Arch. f. Heilk. Bd. 11 und 12. — WALSHAM: Zeitschr. f. Ohrenheilk. Bd. 34.

Protokolle[1].

L. 1. K. Martin, 19 Jahre.

Epiglottis zeigt auf beiden Seiten die eklatanten Zeichen einer tuberkulösen Infiltration. Auf der konkaven Fläche ist das Epithel überall wohl erhalten als schönes dickes Plattenepithel, zeigt nirgends einen Defekt oder eine größere Ulceration, sondern im Gegenteil eine ganz erhebliche Wucherung. Es ist überall außerordentlich stark verdickt und weist sowohl reichlich in die Tiefe gehende Zapfen als auch papilläre Excrescenzen auf, die weit über die Oberfläche hervorragen (s. Abb. 4). Da sieht man fingerförmige Erhebungen, welche der Hauptsache nach aus vielfachen dicken Lagen von Plattenepithel bestehen und im Innern einen bindegewebigen Grundstock -mit kleinen Gefäßen erkennen lassen. Diese Erhebungen sind gelegentlich so stark, daß man schon von einer *Pachydermie* sprechen kann. Die Epithelzapfen, die weit in die Tiefe gehen, finden sich sowohl an der laryngealen wie an der lingualen Fläche in großer Mannigfaltigkeit; teils sind es dicke klumpige Zapfen, teils feinere Ausläufer, die, sich stark verzweigend, sehr weit in das darunter liegende Bindegewebe, sowie in das tuberkulöse Granulationsgewebe hineinragen (s. Abb. 19). Auf der konvexen Fläche der Epiglottis findet sich eine Reihe von Epitheldefekten, kleine Erosionen, ja sogar richtige, wenn auch nur oberflächliche Ulcerationen. Auf beiden Flächen liegt unterhalb der epithelialen Bedeckung eine halbkreisförmige Zone, welche eine Reihe von dicht bei einander liegenden schön ausgebildeten Tuberkeln von klassischer Form enthält. Die Tuberkel liegen teils isoliert, teils sind sie konfluiert, lassen aber immer nur eine geringfügige Verkäsung erkennen. Nirgends gehen diese Tuberkel auf beiden Flächen in das Perichondrium über, dieses sowie der Knorpel selbst ist völlig intakt. Die kleinen Ulcerationen, die sich an der Oberfläche finden, präsentieren sich gewöhnlich als mikroskopische Epitheldefekte, in welchen schönes tuberkulöses Granulationsgewebe zu erkennen ist. Dieses drängt sich in den Spalt hinein, besteht aus Riesenzellen, Rundzellen, läßt aber auch hier kaum irgendeine Verkäsung erkennen. Die bis an den Defekt heranreichenden Plattenepithelwülste sind abgeschrägt, nach dem Zentrum zu sehr dünn, nach der Peripherie zu bedeutend dicker und gehen hier in das umliegende intakte und stark verdickte Plattenepithel über. Daneben kann man gelegentlich Bilder sehen, welche zweifellos als Vorstadien eines solchen Ulcus anzusehen sind. Da sieht man an einer Stelle eine außerordentlich dünne Epithelschicht, stark aufgelockert durch dazwischenliegende Rundzellen, und dicht darunter typisches tuberkulöses Granulationsgewebe mit LANGHANSschen Riesenzellen.

Das Verhältnis von gewuchertem Plattenepithel und tuberkulösem Gewebe gibt sich in außerordentlich interessanten Bildern kund. Beide Gewebsarten haben sich in eigentümlicher Weise durchwachsen, so daß tuberkulöses Gewebe und Plattenepithel oft weit unter der Oberfläche sich gegenseitig verflechten in der Weise, daß oft isolierte Plattenepithelzapfen mitten in tuberkulösem Granulationsgewebe anzutreffen sind. Man kann da oft genug dicke Zapfen von Plattenepithel, abgelöst von ihrer mütterlichen Oberfläche, wohlerhalten in dem tuberkulösen Gewebe antreffen (s. Abb. 16). Andererseits kann man auch beobachten, daß die Plattenepithelinseln starke Degenerationserscheinungen aufweisen, gequollen sind, kaum färbbare Kerne enthalten und sicherlich im Absterben begriffen sind. In diesem Falle bemerkt man gelegentlich, daß diese isolierten Epithelinseln von den umliegenden LANGHANSschen Riesenzellen stark bedrängt werden, wie das in Abb. 18 wiedergegeben ist. Diese hydropische Quellung mit Kernverlust kann man übrigens sehr häufig an den Plattenepithelien sehen, nicht nur in der Tiefe, sondern auch an der Oberfläche, besonders in der Nähe der kleineren Ulcerationen oder auch an den stark verdünnten Stellen, wie sie oben als Vorstadium der Ulceration geschildert wurden. Ein Befund ist noch an

---

[1] Nur ein *Teil* der untersuchten Fälle kann hier geschildert werden.

dieser Epiglottis zu schildern, welcher in dieser Schönheit und Größe nur in diesem einen
Falle gefunden wurde. Es ist das eine Bindegewebsveränderung, welche an der konvexen
Fläche der Epiglottis zwischen Tuberkelzone und Perichondrium angetroffen wurde. Das
Bindegewebe war hier stark auseinander gedrängt durch große und kleinere Hohlräume
(s. Abb. 4 und 5), welche oft miteinander kommunizierten und außer der bindegewebigen
Wand nur selten flache endothelartige Zellen aufwiesen mit schmalen gut färbbaren Kernen.
Diese Hohlräume waren durchsetzt von Bindegewebsfasern und Wänden, welche frei in
ihr Lumen hineinsprangen. Der Inhalt dieser Hohlräume bestand aus glasigen oder feinkörnigen, selten schaumigen Massen, welche intra vitam zweifellos flüssig gewesen, durch
die Fixierung geronnen waren. Zellen fanden sich fast niemals innerhalb dieser Massen,
ein Teil der Hohlräume war vollständig leer. Die kleineren dieser Hohlräume gingen gelegentlich über in schmale Spalten, welche den gleichen Inhalt trugen und fast niemals leer waren.
Daneben sah man dann zweifellose feine mit Endothel versehene Gefäße, welche mit jenen
Spalten kommunizierten. In den Paraffinschnitten der Epiglottis reichlich Tuberkelbacillen, besonders in den Tuberkeln selbst und in den Riesenzellen; im Oberflächenepithel
selbst keine Bacillen zu finden.

Die *Stimmbänder* waren beide fast in gleicher Weise verändert, zeigten oberflächliche
Ulcerationen, welche einen großen Teil des bindegewebigen Bandes aufgezehrt hatten.
Der Rest war durchsetzt von Rundzellen, aber nicht von richtigen Tuberkeln, welch letztere
nur in der Ulceration angetroffen wurden. Diese Ulceration ging auf der einen Seite über
auf den knorpeligen Stimmbandteil, hatte den Processus vocalis zum Teil von Perichondrium entblößt, so daß die Knorpelspitze frei in das Ulcus hineinragte. Auch der Musculus
vocalis war stark von Rundzellen durchsetzt, so daß die einzelnen Fasern oft isoliert waren.
Tuberkel fanden sich hier im Muskel niemals. An der *hinteren Wand* fand sich eine große
ulcerierte Fläche, in welche oft dicke pachydermische Zapfen und Wülste hineinragten.
Sie bestanden hier immer aus Granulationsgewebe, zeigten ein dickes, vielschichtiges Plattenepithel, ließen aber niemals stärkere Bindegewebsbildung erkennen. Die Erkrankung ging
hier bis tief in die Drüsenschicht hinein, welche letztere sowohl eine starke Rundzelleninfiltration wie auch vereinzelte Knötchen erkennen ließ. Verkäsung fand sich in dieser
Gegend nur außerordentlich spärlich, dagegen gelegentlich eine deutliche Fibrinablagerung,
kenntlich an den feinen Fäden, welche in das Bindegewebe eingelagert waren. Der *Aryknorpel*
zeigte an der Stelle, an welcher das Perichondrium fehlte, eine deutliche Einwanderung von
Lymphocyten. Da sah man Straßen mit diesen Elementen gefüllt in den Knorpel eindringen
und an einzelnen Stellen bemerkte man kleine Häufchen von Rundzellen mitten im Knorpel
liegen, in der Weise, daß die Knorpelzellen hier zerstört und die so entstandenen kleinen Hohlräume mit Lymphocyten gefüllt waren. Die daneben liegende Knorpelgrundsubstanz erschien fast völlig normal, hatte auch normale Knorpelzellen mit gut färbbarem Kern.

Die *Taschenbänder* wiesen ebenfalls eine starke und fast gleichmäßige Veränderung auf:
ausgedehnte Ulceration, die zum Teil bis in die Drüsenschicht hineinging, fast vollständigen
Defekt des Epithels an der Oberfläche, tiefe Substanzverluste mit Granulationsgewebe
und starker Verkäsung im Grunde, mit nur wenigen noch wohl erhaltenen Tuberkeln.
Die hintere Wand in dieser Gegend ähnlich wie bei den Stimmbändern, auch hier schossen
aus der Ulceration dicke pachydermische Wülste ins Lumen des Larynx hinein, in der Tiefe
meist konfluierende Tuberkel mit großen LANGHANSschen Riesenzellen und zum Teil sehr
ausgedehnter Verkäsung. An der vorderen Commissur sieht man hier einen dicken kegelig
geformten Wulst, welcher weit ins Lumen hineinsprang, zum größten Teil aus Granulationsgewebe bestehend, ohne Epithelbelag, in der Tiefe reichliche Tuberkel mit sehr wenig
Verkäsung.

Am wenigsten verändert war die Schleimhaut der beiden MORGAGNIschen *Ventrikel*.
Hier war das hohe zylinderische Epithel überall sehr schön erhalten, darunter fand sich eine
Zone, bestehend aus Rundzellen und einer großen Anzahl von typischen unverkästen
Tuberkeln mit zentraler Riesenzelle. Unter dieser Tuberkelzone zeigte das Bindegewebe
nur geringfügige Zellinfiltration, dagegen eine starke Durchtränkung des Bindegewebes
mit seröser, jetzt geronnener Flüssigkeit, in welcher die suspendierten einkernigen Elemente
stark gequollen, zweifellos hydropisch waren. In diesen ödematösen Partien waren niemals
so grobe Maschen aufzufinden wie an der Epiglottis, überall waren die mit Flüssigkeit
gefüllten Räume außerordentlich klein, regelmäßiger gebaut, von feinsten Bindegewebsfasern umwandet. Im ganzen war also das Ödem hier an der Ventrikelschleimhaut ein

feinmaschiges, während man dasjenige an der Epiglottis als *grobmaschiges* bezeichnen kann. Die Schleimdrüsen mit ihren Ausführungsgängen waren in diesen ödematösen Partien außerordentlich weit dilatiert, so daß sie gelegentlich einen geradezu cystischen Eindruck machten: da sah man große Hohlräume, mit schönem Epithel ausgekleidet, im Innern fädige und feinkörnige Massen.

Die *Trachea* zeigte fast überall intaktes Epithel von Zylinderform und nur ganz oberflächliche Erosionen. Die Schleimhaut bzw. Submucosa sah hier ähnlich aus wie beim MORGAGNIschen Ventrikel; mäßige Rundzelleninfiltration, feinmaschiges Ödem und schöne, fast stets unverkäste Tuberkel mit typischen LANGHANSschen Riesenzellen. Auch hier waren die Schleimdrüsen und ihre Ausführungsgänge stark dilatiert und mit zellreichem Sekret gefüllt. Zuweilen sah man hier, daß die Tuberkel hart an die Membrana propria eines Ausführungsganges herangingen, ja sogar diese Wand zerstört hatten, so daß sie mit einer flachen Kuppe in das Lumen des Ganges hineinragten. Perichondrium und Knorpel völlig intakt; dagegen fanden sich außerhalb der Trachea in dem peritrachealen Bindegewebe eine größere Anzahl von konfluierten Tuberkeln zum Teil mit starker Verkäsung. Diese extratrachealen Herde waren gelegentlich so circumscript, hatten auch eine bindegewebige Kapsel, so daß man sie wohl als kleine tuberkulöse Lymphdrüsen ansprechen konnte. Sie fanden sich jedoch nur an der vorderen Fläche zwischen äußerer Trachealwand und Schilddrüse, während auf der hinteren Fläche in der mit im Schnitt liegenden Submucosa des Oesophagus lediglich leichte Rundzelleninfiltration festzustellen war.

L. 2. Z. Katharina, 19 Jahre. Sagittalschnitte.

Epiglottis auf beiden Seiten stark ulceriert. An der Spitze fehlt nicht bloß das Epithel, sondern die ganze Schleimhaut. Hier liegt der obere Rand des Knorpels völlig frei von Weichteilen, auch das Perichondrium fehlt vollständig. Weiter herunter erweist sich die Veränderung auf der lingualen Fläche geringfügiger als auf der laryngealen. Auch diese ist zwar stark affiziert, zeigt ausgedehnte Ulcerationen, aber das Perichondrium ist zum großen Teil erhalten. Es ist mit Granulationsgewebe durchsetzt, welches reichlich typische Tuberkel aufweist, aber nur geringfügige Verkäsung. Auf der laryngealen Fläche der Epiglottis liegt der Knorpel tiefer nach unten hin frei, die Ulcerationen gehen also weiter herunter. Der Knorpel, welcher oben auf beiden Seiten von Weichteilen entblößt ist, hat an der Stelle nur eine sehr geringe Färbbarkeit seiner Grundsubstanz, noch weniger seiner Zellen, die Kerne sind hier ganz ungefärbt. Der mittlere und untere Teil der Epiglottis bietet andere Verhältnisse. An der Basis der Epiglottis, in der Gegend des Petiolus ist das Epithel, das unten und oben fehlt, nicht nur vorhanden, sondern sogar stark pachydermisch verdickt; hier springen dicke, warzenartige Excrescenzen weit ins Lumen vor, die aus Granulationsgewebe mit dickem, vielfach geschichtetem Plattenepithel bestehen. Die tiefgehenden Ulcerationen lassen sich weiter herunter ebenfalls in großer Ausdehnung auffinden, nur die Ventrikelschleimhaut zeigt fast überall schönes, intaktes Cylinderepithel, aber in der Tiefe einige Tuberkel mit geringfügiger Zellinfiltration; Lumen der Schleimdrüsen stellenweise stark erweitert.

Hintere Larynxwand ebenfalls sehr stark ulceriert, Submucosa auf der laryngealen und ösophagealen Fläche in zellreiches Granulationsgewebe umgewandelt, welches von einer großen Anzahl von Tuberkeln durchsetzt ist. Aryknorpel und Perichondrium intakt.

Trachea zeigt überall intaktes Epithel, welches in mehrfach geschichtetes Plattenepithel umgewandelt ist, jedenfalls keine Ulcerationen. Unter dem Epithel eine große Anzahl von typischen Tuberkeln mit LANGHANSschen Riesenzellen, aber ohne Verkäsung; dazwischen geringfügige Zellinfiltration.

L. 3. Kl. Margareta, 58 Jahre.

Schon *makroskopisch* ist das Lumen des Larynx stark verkleinert und ziemlich konzentrisch eingeengt, von allen Seiten dringen fremdartige Massen in die Lichtung, am meisten von der hinteren Wand, aber auch dicke Wülste von beiden Seiten und der vorderen Commissur. Am stärksten ist die Veränderung in der Gegend der Taschenbänder.

Mikroskopisch bestehen diese Wülste überall aus dem gleichen Gewebe, welches im wesentlichen Granulationsgewebe darstellt. In dieses sind eine große Menge von typischen Tuberkeln mit schönen LANGHANSschen Riesenzellen eingelagert. Verkäsung ist nur in geringem Maße vorhanden, dagegen findet sich hier eine große Menge von neugebildetem Bindegewebe, welches die tuberkulösen Granulationsgewebsmassen in verschiedene Bezirke aufteilt, oft nur eine kleine Gruppe von Tuberkeln umspinnend. Das Bindegewebe

besteht großenteils aus groben derben Fasern, welche meist parallel verlaufen, zum großen
Teil aber aus fast homogener Substanz, welche schon *hyalin* zu nennen ist. Dieses setzt sich
aus lauter derben Balken zusammen, zwischen denen nur sehr vereinzelte Bindegewebszellen
zu erkennen sind. Diese, aus Bindegewebe und tuberkulösem Granulationsgewebe be-
stehenden Gewebspartien springen in Form von dicken, lappigen und polypösen Excrescenzen
weit ins Lumen vor. Sie tragen in der Taschenbandgegend zwar noch an einigen Stellen
das präformierte Cylinderepithel, an anderen aber große Mengen von Plattenepithel, oft
in Form von dicken Wülsten, die schon pachydermisch zu nennen sind, besonders an denjenigen Teilen, welche als pendelnde polypöse Auswüchse sich über die Oberfläche erheben.
Ulcerationen finden sich links gar nicht, rechts aber in großer Ausdehnung besonders an
der hinteren Hälfte des Taschenbandes, hier übergehend in ein großes Ulcus der hinteren
Wand. Dieses setzt sich kraterförmig fort in eine große Höhle, welche dem ehemaligen
Periost des rechten Aryknorpels angehört. Der letztere liegt als völlig isolierter Sequester
in der Höhle eingebettet in Eiter und Käsemassen, welche das Perichondrium ersetzt haben.
Die Knorpelsubstanz ist in den peripheren Partien hellrosa, in den zentralen tiefdunkel
violett gefärbt. Die Kerne sind fast überall noch vorhanden, wenn auch etwas blaß gefärbt.
Vom Rande her sind an einzelnen Stellen Rundzellen in die Grundsubstanz eingedrungen,
hier Straßen und Kanäle bildend, welche auch gelegentlich bis in die Knorpelhöhlen eindringen, die dann ebenfalls mit Zellen gefüllt sind. Das in der nächsten Umgebung dieser
perichondritischen Höhle liegende tuberkulöse Granulationsgewebe enthält reichlich *Fibrin-*
massen, welche das Gewebe in Form von Fäden durchdringen, die teils dicker, teils dünner,
mit einander kommunizierend, schöne Netze bilden. In dieser Gegend ist die *Muskulatur*
sehr stark geschädigt: ihre Fasern sind durch das Granulationsgewebe stark auseinander
gedrängt, isoliert, auch in der Längsachse unterbrochen, so daß sie wie abgehackte Stücke
im Gewebe liegen; die Stücke zeigen sich oft pinselartig aufgefasert, spindelig aufgetrieben
und lassen kaum jemals noch eine Querstreifung erkennen. Besser sind die Längsfibrillen
zu erkennen, wenn auch nicht an allen Fasern.

Auf der *ösophagealen* Fläche der hinteren Wand finden sich die gleichen Veränderungen:
ausgedehnte Durchsetzung der submukösen Partien mit typischen Tuberkeln, Zellinfiltration
und Fibrinmassen, auf der linken Seite ein großes, ziemlich tiefgehendes Ulcus mit reichlichen Tuberkeln und Granulationsgewebe in der Grundfläche.

Die Schleimdrüsen sind in großer Anzahl unversehrt erhalten, oft in so großen Mengen
beieinanderliegend, daß man sie schon hyperplastisch nennen kann. Sie zeigen sonst wenig
Veränderungen, weisen nur gelegentlich dilatierte, mit Schleim gefüllte Hohlräume auf.

An der Innenfläche der Schildknorpel finden sich einige größere Venen mit Thromben
gefüllt; letztere bestehen aus dicken Fibrinmassen mit vielen Lymphocyten und roten
Blutkörperchen und sind innig verbunden mit der Innenwand, ohne jedoch Organisation
zu zeigen.

Eine eigentümliche Veränderung fand sich noch in der linken *Schildknorpelplatte.* Wie
bei den meisten Fällen war auch hier der Thyreoidknorpel vollständig frei von tuberkulöser
Erkrankung, auch das Periost war kaum verändert, die spezifische Erkrankung ging kaum
bis in die nächste Nähe der in schönen breiten Rändern sich präsentierenden Bindegewebs-
platte. Nur waren hier zwischen den Bändern und Fasern einige wenige Rundzellen zu
bemerken, es gingen aber vom Perichondrium in den Knorpel an einigen Stellen einige
Capillaren tief in die Substanz hinein, begleitet von einigen Zellen. Die hyaline Grundsubstanz hatte an diesen Stellen eine feine Streifung bekommen, in der Weise, daß die violette
Färbung hier stellenweise verloren gegangen war und nur in feinen Querstreifen erhalten war,
welche senkrecht auf die Capillare gerichtet waren, so daß das Ganze aussah wie ein kleiner
Nadelholzzweig (s. Abb. 38). Hatte man ein solches Capillargefäß tangential getroffen,
so sah man gelegentlich eine feine *Rinne* im Knorpel mit feiner Streifung der Grundsubstanz
ohne das Gefäß. — An einer Stelle fand sich im Zusammenhang mit derartigen Capillaren
mitten im Schildknorpel ein ganz merkwürdiger *Herd.* Das Perichondrium war an dieser
Stelle etwas aufgelockert und zellreicher als sonst. Auch gingen hier *mehrere* der geschilderten Capillaren in die Knorpelsubstanz hinein und endigten in jenem Herd. Die Knorpelgrundsubstanz war an dieser Stelle fast völlig verloren gegangen, ebenso der größte Teil
der Knorpelzellen. Der Herd zeigte die Größe eines kleinen Stecknadelkopfes, war makroskopisch eben noch sichtbar. Er bestand aus einem Gewirr von ziemlich großen Zellen,
Knorpelresten, Capillaren oder Präcapillaren und ganz wenigen feinen Bindegewebszügen,

welche diese kleinen Gefäße begleiteten. Den Hauptteil des Herdes bildeten die Zellen. Diese waren außerordentlich groß und lagen meist dicht beieinander. Sie waren stark gebläht, hatten eine deutliche Zellmembran, feinkörniges, ungefärbtes Protoplasma und einen großen dicken Kern. Oft waren auch mehrere Kerne vorhanden. Gelegentlich so viele, daß man die ganzen Zellen als Riesenzellen bezeichnen konnte. In diesem Falle lagen die vielen Kerne im Zentrum der Zelle dicht beieinander. Bindegewebe fand sich in den zellreichen Partien des Herdes fast gar nicht, gewöhnlich waren die Zellkomplexe nur durch feine Capillaren voneinander abgegrenzt. Die Knorpelreste, die sich noch in diesem fremdartigen Herd vorfanden, waren augenscheinlich im Zugrundegehen begriffen: Die Zellen bzw. Kerne waren ungefärbt, glichen nur noch Schatten und waren stark deformiert. Die Grundsubstanz war zum Teil noch hellrosa, dann auch gar nicht gefärbt und verlor sich ganz im neugebildeten Gewebe. Ebenso verhalten sich die Knorpelpartien, welche die nächste Umgrenzung des Herdes bildeten. Sie schossen als kugelige oder birnenförmige Fortsätze in den Herd hinein und waren zweifellos durch das Vordringen der zelligen Massen aufgeteilt und zusammengedrückt. Die letzteren entsprangen also einer kleinen Stelle des Perichondriums und zeigten hier am Rande auch kleinere Bindegewebszellen, welche dann nach der Mitte zu größer wurden und jene oben geschilderten sonderbaren Formen angenommen hatten. Irgendein Zusammenhang des Herdes mit tuberkulösen Massen ließ sich nicht nachweisen (s. Abb. 37).

Wie an den Taschenbändern, so zeigte sich auch an den Stimmbändern ein starker Unterschied zwischen rechts und links. Auch hier ist die rechte Seite viel stärker erkrankt als die linke. Von letzterer ist an einer Reihe von Schnitten noch das ganze breite, bindegewebige Band zu erkennen, nur mit leichter Rundzelleninfiltration und starker Pachydermie. Rechts dagegen ist das ganze Stimmband in tuberkulöses Granulationsgewebe umgewandelt mit reichlicher Verkäsung und ausgedehnten tiefen Ulcerationen; neben diesen noch einige wenige Inseln von Plattenepithel mit pachydermischer Verdickung. Nach hinten geht die Ulceration über in die große parichondritische Höhle des Aryknorpels, welcher hier natürlich eine viel größere Schnittfläche darbietet und fast völlig nekrotisiert ist. Die Perichondritis geht hier auch auf das Gelenk und den Ringknorpel über, in der Weise, daß der Gelenkspalt mit Eiter und Käsemassen gefüllt und seines Bindegewebeapparates zum großen Teil beraubt ist. Auch am Ringknorpel eine, wenn auch nur oberflächliche Nekrose.

Die Muskeln zeigen hier die gleichen Veränderungen, wie oben geschildert; auch hier mehrfach starke Fibrinabscheidungen innerhalb des infiltrierten Gewebes.

Epiglottis. Auf beiden Seiten ausgedehnte Infiltration mit großen Mengen von typischen Tuberkeln, welche ziemlich nahe an das Perichondrium gehen. Das letztere selbst ist aber nicht ergriffen, sondern überall als bindegewebige Hülle rosa gefärbt, ohne Infiltration sichtbar. Nirgends ist das Perichondrium vom Knorpel abgelöst. Trotzdem zeigen auch Gruppen von Knorpelzellen eine schlechte Färbbarkeit, ja stellenweise eine völlige *Verflüssigung*; da sieht man, allerdings nur an vereinzelten Stellen, einige Höhlen im Knorpel, in welchen Grundsubstanz und Zellen fehlen und durch ungefärbte, feinfädige, auch feinkörnige sowie ganz strukturlose Massen ersetzt sind; gelegentlich lassen sich auch noch Reste von Fasern oder Zellen des Knorpels nachweisen. Kein Zweifel, daß hier größere Teile des Knorpels zugrunde gegangen und verflüssigt sind, *ohne* daß die betreffenden Stellen im *Kontakt* mit *tuberkulösem Gewebe* oder *käsiger Substanz* gestanden hätten.

Die Entstehung dieser Knorpelerweichung kann man sehr schön an einzelnen kleinen Stellen nachweisen, welche zweifellos die ersten Stadien dieser Erkrankung darstellen. Zunächst ist der Kern schlecht oder gar nicht färbbar, dann wird die Zellgrenze verschwommen und verschwindet vollständig, einige Fäden des Netzknorpels waren dann noch deutlich erkennbar. Weiter verschwinden auch diese, der Herd wird größer, glasiger, ganz ungefärbt, und schließlich präsentiert er sich als große Höhle mit zackigen Wänden, gefüllt mit hyaliner, auch körniger oder fädiger Substanz ohne Reste von Zellen oder Kernen. Bei dem ganzen Prozeß ließ sich nichts von Knochenbildung, auch keine Beziehung zur asbestartigen Degeneration nachweisen.

Die Oberfläche der Epiglottis zeigte am Epithel starke pachydermische Veränderungen in der Weise, daß tiefe Zapfen von Plattenepithel weit ins submuköse Gewebe vordrangen. Daneben finden sich einige nicht sehr tiefgehende Ulcerationen.

Trachea. In der ganzen Circumferenz sehr beträchtliche Infiltration der subepithelialen Partien: massenhaft schöne typische Tuberkel mit LANGHANSschen Riesenzellen liegen hier im Bindegewebe. Dazwischen starke Infiltration mit Rundzellen. Epithel überall intakt als schönes hohes Cylinderepithel. Ulcerationen finden sich hier gar nicht, innerhalb der Schleimdrüsenläppchen nur ganz selten ein Tuberkel, sonst Drüsenschicht, Perichondrium und Knorpel intakt.

L. 4. 23jährige Frau. *Pachydermie des Processus vocalis.*

Mikroskopisch zeigt schon das Stimmband in der Nähe des kleinen Tumors eine starke Wucherung des Plattenepithels. Es ist außerordentlich verdickt, vielschichtig, schickt große und dicke Zapfen tief ins Gewebe hinein. Der Tumor selbst hat die Größe einer halben Erbse und erhebt sich pilzförmig über die Fläche der Stimmbandschleimhaut. Es ist exquisit papillär gebaut, einzelne Excrescenzen schießen aus dem Stiel heraus und erheben sich über die Oberfläche. Sie bestehen zum großen Teil aus vielfach geschichtetem Plattenepithel, welches sich in einer Masse von Zapfen und papillären Auswüchsen wie eine Warze präsentiert. Der Grundstock dieses papillomartigen Tumors besteht aus einem sehr zellreichen Granulationsgewebe mit einer Anzahl von typischen LANGHANSschen Riesenzellen und einigen verkästen Stellen. Nur an wenigen Stellen ist der Grundstock dieser pachydermischen Geschwulst zellärmer, besteht aus einem hellen gefäßreichen Bindegewebe, welches frei von Tuberkeln oder Riesenzellen ist. Beide Gewebsarten, das unspezifische Bindegewebe und das tuberkulöse Granulationsgewebe gehen aber ohne scharfe Grenze ineinander über. In beiden finden sich reichlich Plattenepithelzapfen, welche durch das Granulationsgewebe bzw. Bindegewebe abgeschnürt sind.

Die Muskelfasern der Stimmbänder sind stark durchsetzt von Rundzellen, aber niemals von tuberkulösen Massen, dagegen von reichlichem neugebildetem Bindegewebe, welches noch viel Zellen und jugendliche Blutgefäße enthält. Die Muskelfasern sind hierdurch stark komprimiert, schmal und spitz geworden, dann wieder im Gegenteil gequollen, glasig, haben ihre Querstreifung, gelegentlich auch ihre Längsfibrillen verloren, ähnlich wie bei der wachsartigen Degeneration.

Dicht neben der Pachydermie findet sich eine Ulceration, welche sehr weit in die Tiefe geht, mit einem Zipfel die Aryknorpelgegend erreicht hat unter Zerstörung des Perichondriums. Hier findet sich eine kleine Höhle, gefüllt mit Eiterkörperchen und kleinen abgestoßenen Knorpelstückchen. Die Knorpelsubstanz zeigt einen Defekt. Der anstoßende Knorpel ist schlecht färbbar, zeigt halbmondförmige Ausschnitte an der Oberfläche und Einwanderung von Lymphocyten. An anderen Stellen zeigt er an seiner Oberfläche eine sehr schöne *Auffaserung*: da sieht man die Kontinuität des Knorpels noch völlig erhalten, aber die äußeren Schichten stark verändert, die Grundsubstanz ist blaß, fast ganz ungefärbt, leicht geschichtet oder fädig, die Knorpelzellen gequollen, in ihnen die Kerne schlecht oder gar nicht gefärbt, kurz, es finden sich alle Zeichen eines baldigen Gewebstodes.

L. 6. 23jährige Frau.

Ausgesprochene einseitige (links) ulcerative Erkrankung von Stimm- und Taschenband. Frontalschnitte mit Schildknorpel durch die Stimmbandgegend.

Mikroskopisch zeigen diese Teile die üblichen bei der tuberkulösen Ulceration oft geschilderten Veränderungen mit großen Defekten und daneben pachydermischen Epithelverdickungen. Die Geschwüre sind am tiefsten in der Ventrikelgegend, haben hier das Perichondrium des Schildknorpels zerstört und sind zum Teil in den letzteren eingedrungen. Das Granulationsgewebe, welches den Geschwürsgrund ausfüllt, ist *vollständig unspezifisch,* enthält also weder Tuberkel noch Riesenzellen. Diese treten nur an denjenigen Stellen auf, welche ein schönes *Infiltrationsstadium* aufweisen, ohne Ulcerationen, sondern gedeckt mit vielfach geschichtetem Plattenepithel. Sehr eigentümliche Veränderungen wies der Aryknorpel auf, welcher also an Stelle des Perichondriums jenes unspezifische Granulationsgewebe zeigte. Jedoch war diese Umhüllung des Knorpels keine vollständige: am unteren Ende des Schnittes war das Perichondrium völlig normal und lag dem intakten Knorpel fest auf. Im oberen Teil, in welchem das Perichondrium durch Granulationsgewebe ersetzt war, und ein etwa $^1/_4$ mm starker Defekt vorhanden war, zeigte sich eine innige Vermählung von Knorpel und Granulationsgewebe, welche sehr interessante mikroskopische Bilder lieferte. An einigen Stellen sah man, wie die Lymphocyten weit in das Knorpelgewebe eindrangen, hier Straßen bildeten, welche miteinander kommunizierten. Trafen diese Zellen auf eine Knorpelkapsel, so sammelten sie sich hier stark an, und bildeten einen Haufen.

Durch diese Zellansammlung in Straßen und Höhlen kam eine Aufteilung der Knorpelsubstanz zustande, welche dazu führte, daß Inseln von Knorpelresten und Granulationsgewebe miteinander abwechselten, wobei man feststellen konnte, daß einige dieser Knorpel-
inseln zwar noch gut färbbare Knorpelzellen zeigten, andere jedoch nur Schatten von solchen,
welche fast völlig ungefärbt mit kleineren oder größeren Resten von Knorpelgrundsubstanz
mitten in dem vollkräftigen Granulationsgewebe lagen. Oft auch liegen vollständig strukturlose Knorpelreste in dem Granulationsgewebe, die dann in ihrem Innern schon wieder
eingewanderte Zellen, meist Lymphocyten enthalten. — Höchst auffallend ist nun stellenweise dieses sog. unspezifische Granulationsgewebe: es zeigt überhaupt keine *Art von Organisation,* d. h. vor allem *keine Blutgefäße, auch keine Capillaren.* Das ganze Gerüstwerk der
massenhaften Rundzellen ist nicht als *Bindegewebe* zu bezeichnen, denn die ganzen Balken
und Bälkchen, die das schwammige Gerüst bilden, sind *nicht* als Bindegewebsfasern anzusprechen, sondern als *Fibrinfäden* bzw. als *Fibrin-* oder *Hyalinbalken* (Abb. 35). Dies
ist jedoch nicht immer so, daneben findet man dann richtiges Granulationsgewebe, etwas
zellarm, so daß die einzelnen Bindegewebsfasern recht gut zu erkennen sind, ebenso wie
einige Capillaren. Diese Art von granulösem Bindegewebe geht an einigen Stellen allmählich in das obengeschilderte hyaline Schwammwerk über.

Weiter findet man hier die auch in anderen Fällen angetroffenen Veränderungen der
Lymphgefäße (s. L. 19): diese zeigen sich zweifellos thrombosiert, d. h. prall gefüllt mit
einem dicken Netzwerk von Fibrinfäden und Lymphocyten, die eng miteinander verfilzt
sind. In diesen Ausfüllungsmassen sieht man stellenweise feinkörnige, käsige Massen, sowie
ganz vereinzelte, aber deutliche LANGHANSsche *Riesenzellen,* welche an irgendeiner Stelle
der Innenwand der Lymphgefäße fest anliegen, in der Weise, daß die *Endothelkerne* durch
den randständigen Kranz der Riesenzellenkerne ersetzt waren. Die geschlängelte, wurstartige
Form mit Einziehungen und Ausbuchtungen ist an diesen Lymphgefäßen mit großer Deutlich-
keit zu erkennen (s. Abb. 14).

L 19. In der Submucosa der ösophagealen Fläche der *hinteren Larynxwand,* des-
gleichen in der des rechten Sinus piriformis fanden sich außer einer Reihe von Knötchen
einige merkwürdige Stellen, die einer genaueren Beschreibung bedürfen. Hier sah man eine
ganze Anzahl von Herden, welche auf dem Horizontalschnitt immer eine längliche Gestalt
hatten. Die letztere war nicht immer ganz regelmäßig wurstförmig, sondern zeigte eine
Reihe von Abplattungen und Vertiefungen, auch flaschenförmige Auftreibungen, blieb
aber immer langgestreckt und stellte zweifellos einen Hohlraum dar. Dieser Hohlraum war
immer gefüllt, fast nie fanden sich leere Stellen in ihm. Die Ausfüllmasse setzte sich aus drei
verschiedenen Materialarten zusammen: *hyalinen Massen, Fibrin und Zellen* (s. Abb. 9).

Die *hyaline* Masse schien erst durch die Fixierung fest geworden zu sein, war also intra
vitam vermutlich flüssig gewesen, jedenfalls war sie niemals organisiert, zeigte gelegentlich
eine schaumige Beschaffenheit, war von Vakuolen durchsetzt und nahm Hämatoxylin-
Eosin mit violetter Farbe an. Sie war oft sehr spärlich vorhanden, füllte aber gelegentlich
fast den ganzen Hohlraum aus.

Die *Fibrinmassen* stellten meist das Hauptfüllmaterial für die Hohlräume. Sie bestanden
aus ganz feinen, gröberen oder ganz groben Fibrinfäden, welche manchmal so dick waren,
daß sie schon hyaline Balken darstellten. Die Fibrinfasern waren gelegentlich parallel
zueinander angeordnet, stellten aber viel häufiger Netze dar, die je nach der Dicke der
Fäden oder Balken feiner oder gröber waren.

In den Maschen dieser Netze lagen dann die geronnenen hyalinen Massen und die *Zellen.*
Diese letzteren waren in der Hauptsache kleine Lymphocyten. Es kamen aber auch polynucleäre Zellen vor, die gelegentlich mit *Kohlenpigment* beladen waren. Hier fanden sich auch
öfters größere Elemente mit je einem rundlichen, blassen, großen Kern, doch schienen das
nur gequollene Lymphocyten zu sein. Neben diesen recht großen Räumen lagen dann
kleinere von ähnlicher Beschaffenheit, die aber meist nicht das gleiche Füllmaterial trugen.
Sie zeigten in ihrem Innern gewöhnlich nur Zellen und Serum oder Zellen + Fibrin, schienen
aber sonst zweifellos mit den zuerst geschilderten Hohlräumen in Verbindung zu stehen
insofern, als sie wohl lediglich die Vorstufen der letzteren darstellten.

Was die *Wandung* aller dieser Räume anbetraf, so war es nicht an allen Stellen möglich,
eine solche nachzuweisen, weil die Ausfüllung so stark war, daß sie die Wand völlig unsichtbar
machte. An anderen Stellen wieder war sie außerordentlich deutlich vorhanden, besonders
an denjenigen, an welchen das Füllmaterial gering an Maße war. An diesen sah man deutlich

eine zweifellos *endotheliale* Auskleidung, vornehmlich an denjenigen Teilen, an welchen der Inhalt nur aus klaren, geronnenen Massen ohne Fibrin und ohne Zellen bestand. Waren die letzteren in Menge vorhanden, überdeckten sie das Bild der scharfen Wandgrenzlinie vollständig. Außer dem Endothel zeigte die Wand einen sehr einfachen Bau, sie bestand oft nur aus einer strukturlosen Hülle, selten war sie etwas dicker und zeigte dann außer Bindegewebsfasern wenige glatte Muskelzellen. Wenn somit an einigen kleineren und mittelgroßen Hohlräumen der Beweis erbracht werden konnte, daß es sich bei diesen Hohlräumen um *präformierte Gefäße* handelte, so war das an großen von Zellen und Fibrin strotzenden Räumen oft nicht möglich, oder doch nur stellenweise, um so mehr als zweifellos die Füllmasse der Hohlräume oft genug zum Teil nicht mehr innerhalb der letzteren lag, sondern in dem *umliegenden Bindegewebe*. Dieses zeigte vielfach eine außerordentliche Infiltration von Zellen und war durchdrungen von geronnenen *Fibrinmassen,* welche in allen möglichen Formen, Streifen, Fäden, Spießen, Klumpen usw., zwischen den Bindegewebsfasern lagen, so daß hier im Bindegewebe die gleichen Massen sich vorfanden wie in den geschilderten Hohlräumen. An diesen Stellen war es gerade, wo die Massen im Bindegewebe und in den Hohlräumen frei durch die Wand miteinander kommunizierten. Besonders deutlich konnte man diese Kommunikation erkennen, wenn die Füllmasse viel klare hyaline Substanz, weniger Zellen und Fibrin enthielt: da sah man gelegentlich die spalt- oder röhrenförmigen Räume, deutlich mit Endothel ausgekleidet, in freier Kommunikation mit einem großen spaltförmigen Bindegewebszwischenraum, so daß das Ganze einen richtigen *Lymphsee* darstellte. Rote Blutkörperchen fanden sich innerhalb all dieser Massen niemals, stets bestanden die letzteren aus Fibrin, weißen Blutzellen und glasigen oder feinkörnigen, geronnenen Massen. Diese feinkörnigen Massen beherrschten stellenweise das ganze Bild des Querschnitts: das Gefäß war dann vollgepfropft mit dieser feinkörnigen Substanz, welche hellrosa gefärbt war, aber massenhaft dunkelblau gefärbte Kerntrümmer und nur wenige Fibrinfäden enthielt. Keine Frage, daß an diesen Stellen große Teile des Fibrins und der weißen Blutzellen degenerativ zerfallen waren (s. Abb. 10). Ganz selten traf man Gefäße an, die ein rein hyalines glasiges Füllmaterial aufwiesen, ohne Beimischung von Zellen und Fibrin.

Die hintere Larynxwand zeigte weiter eine enorme Ansammlung von *pachydermischen Massen,* welche sowohl an der Oberfläche aufsitzen, als auch in mächtigen Zapfen in die Tiefe gehen. Während die ersteren sich ähnlich verhalten wie in anderen Fällen, so verlangen die letzteren eine besondere Besprechung. Schon die *Lage* war außerordentlich auffallend. Sie lagen nämlich als langgestreckte rundliche oder längliche Klumpen nicht nur dicht unter der Oberfläche, sondern streckten sich weit ins Gewebe hinein, durch die Drüsenschicht hindurch, bis an die quergestreifte Muskulatur. Sie bestanden aus mosaikartig angeordneten Plattenepithelien mit großem, bläschenförmigem, gut färbbarem Kern und stellenweise sehr deutlichen Intercellularbrücken. Fast immer ließ sich ein Zusammenhang der tiefen Zapfen mit dem vorhandenen Oberflächenepithel wahrnehmen, und wo das nicht möglich war, lag es wohl an der Schnittführung, oder es handelte sich um eine Abschnürung durch das umliegende Granulationsgewebe. Die tiefen Zapfen zeigten oftmals sowohl auf dem Längs- wie auf dem Querschnitt ein deutliches *Lumen,* welches mit geronnenen Massen gefüllt war. An diesen Stellen sah man dann oft genug, daß die *innersten* Zelllagen dieser dicken Hohlzylinder nicht aus Plattenepithel, sondern, zum Teil wenigstens, aus *zylindrischen* Zellen mit oft deutlichem *Flimmersaum* bestand (s. Abb. 31). Daneben sah man dann alle Übergänge dieser zylindrischen Zellen zum Plattenepithel in Gestalt von kubischen, abgeplatteten und ganz flachen Zellen, so daß kein Zweifel war, daß hier eine *Metaplasie* von Cylinderepithel in Plattenepithel stattgefunden hatte. Betrachtete man die in derselben Gegend liegenden Schleimdrüsen, so konnte man an ihren Ausführungsgängen eigenartige Veränderungen erkennen: man sah nämlich mehrfach große abgeschlossene, mit Schleim gefüllte Hohlräume, mit flimmerndem Cylinderepithel ausgekleidet, welche zweifellos dilatierte *Lumina der Ausführungsgänge* darstellten. Diese zeigten dann an irgendeiner Stelle einen Hügel, welcher weit ins Lumen vorsprang. Der letztere bestand zum großen Teil aus gewucherten Cylinderepithelien, zeigte jedoch schon stellenweise abgeflachte platte Elemente. Kurz, es ging aus allen diesen Bildern zur Evidenz hervor, daß das Cylinderepithel der Drüsenausführungsgänge eine große Neigung zur *Wucherung* und *Metaplasierung* in *Plattenepithelien* zeigte, daß weiter dieses *metaplastisch entstandene Plattenepithel eine enorme Wachstumsenergie aufwies bis zur Bildung richtiger pachydermischer Wülste.* Den sichersten Nachweis dieses Vorgangs gab uns ein Zufallsschnitt, in welchem man den ganzen

Ausführungsgang von seinem ersten Anfang bis zur Mündungsstelle auf der Schleimhaut beobachten konnte. An ihm erkannte man im Anfangsteil das schöne hohe zylindrische Epithel, sah weiter das letztere allmählich immer flacher werden und schließlich in dickes, vielschichtiges, verhornendes Plattenepithel übergehen, welches das Lumen enorm dilatiert hatte und oben in einem dicken pachydermischen Wulst an der Oberfläche der Schleimhaut endigte. Das Merkwürdige war, daß diese Art von Veränderung an den Ausführungsgängen der Schleimdrüsen, sowohl auf der *laryngealen,* wie auf der *ösophagealen Fläche* der Hinterwand in gleicher Weise zu beobachten war.

Von den *Taschenbändern* war das rechte fast völlig normal und wies nur stellenweise eine leichte Zellinfiltration auf. Das linke dagegen war durchsetzt von einer großen Menge von Tuberkeln mit schönen LANGHANSschen Riesenzellen und partieller Verkäsung. Normales Gewebe war hier kaum zu sehen, nur noch einige wenige Drüsenlumina waren vorhanden. Auch das Deckepithel fehlte fast vollständig, käsiges, tuberkulöses Gewebe bildete die Oberfläche, so daß die letztere eine kontinuierliche Ulceration darstellte. Diese Ulceration ging bis in den Anfangsteil des MORGAGNIschen Ventrikels, welcher zum größten Teil normale Schleimhaut zeigte, doch auch hier unter intaktem Epithel vereinzelte Tuberkel.

Von den *Stimmbändern* war das rechte vollständig normal. Am linken fanden sich mehrfache Ulcerationen mit käsigen Massen im Grunde, zwischen ihnen Plattenepithelien oft nach der Tiefe zu vermehrt und stark gequollen. Am hinteren Ende des linken Stimmbandes eine größere und tiefere Ulceration mit starker Zerstörung der präformierten Teile. Hier geht die Ulceration biß auf den Aryknorpel, welcher, am Processus vocalis seines Perichondriums beraubt, vollständig frei daliegt, zum Teil mit käsigen Bröckeln besetzt. Die Knorpelsubstanz zeigt an dieser Stelle schlechte Färbbarkeit ihrer Zellen, aber noch keine richtige Nekrose. Linker Musculus vocalis durchsetzt von einer Anzahl von Rundzellen, ebenso die Bindegewebsfibrillen des Stimmbandes.

Die *Epiglottis* zeigt sehr starke Veränderungen. Sie ist außerordentlich verdickt, wohl um das Doppelte ihres normalen Durchmessers, wenigstens in der rechten Hälfte, während die linke viel dünner erscheint. Hier links ist das Epithel sowohl auf der laryngealen wie auf der lingualen Oberfläche fast überall vollständig erhalten, nur einige kleinere und ganz oberflächliche Erosionen sind zu sehen. In der Tiefe hauptsächlich entzündliche Veränderungen, weniger tuberkulöse. Diese sind viel stärker auf der *rechten Seite.* Hier sieht man reichlich Knötchen, die zum größten Teil aus Lymphocyten bestehen, auch schon partielle Verkäsung aufweisen, aber wenig Riesenzellen. Das umliegende Gewebe zeigt reichlich Zellinfiltration und feinmaschiges Ödem. Die Zellen sind ziemlich groß, ein- und mehrkernig und ebenfalls sehr saftreich, zweifellos etwas gequollen. Mit diesen Partien untermischt finden sich Stellen, die von reichlichen Fibrinmassen durchsetzt sind. Diese letzteren liegen hier nicht, wie oben an der hinteren Wand beschrieben, innerhalb präformierter Gefäßräume, sondern meist als strahlige, seltener als klumpige Massen zwischen den Bindegewebsfibrillen. In den tieferen Partien finden sich dagegen auch hier einige größere, kolbige, geschlängelte *Lymphgefäße,* gefüllt mit geronnenem Fibrin und weißen Blutzellen, ganz wie sie oben geschildert wurden. Die ganzen Komplexe von Fibrin und Zellen innerhalb der Lymphgefäße zeigen gelegentlich einen starken Zerfall in feinkörnige hellrosa gefärbte Massen mit zahlreichen Kerntrümmern, so daß das Ganze aussieht wie *käsige Substanz,* ähnlich wie bei konfluierten verkästen Tuberkeln.

Knorpel und Perichondrium vollständig intakt, an der Oberfläche größere Ulcerationen.

An der *Zunge,* in der Gegend der Zungentonsille war das Epithel sehr dick, stellenweise zweifellos verdickt, zeigte schmale Ausläufer, welche weit in die Tiefe reichten und auch Abschnürungen einzelner Zellkomplexe aufwiesen. Nur wenige kleinere Ulcerationen, an ihnen vollständiger Defekt des Epithels, im Grunde käsige und balkige hyaline Substanz, auch reichliche Kerntrümmer. In den subepithelialen Schichten eine Reihe von Knötchen, zum Teil verkäst, zum Teil aus hyaliner Substanz bestehend, darin Lymphocyten, Leukocyten, epitheloide Zellen und Kerntrümmer. Riesenzellen wurden hier nirgends gefunden. In diesen Knötchen fand sich dann gelegentlich im Zentrum ein auf dem Querschnitt *kreisrundes Gebilde,* welches eine dünne *Wand* zeigte und im Innern mit den gleichen Zellen, Kerntrümmern, Hyalin, Fibrin und feinkörnigen Massen angefüllt war, welche das ganze Knötchen zusammensetzen. Stellenweise war die Wand dieser zentralen Hohlräume defekt, so daß die Massen innerhalb und außerhalb derselben miteinander kommunizierten. Diese Gebilde lagen innerhalb der Knötchen, es fanden sich aber auch außerhalb derselben mitten im Gewebe kleine Hohlräume, welche zweifellos Gefäßquerschnitte darstellten und mit den gleichen Massen angefüllt waren, wie sie soeben geschildert wurden. Alle diese Gebilde, Knötchen, obliterierte Gefäße usw. waren umgeben von einer reichlichen Infiltration mit Rundzellen, ein- und zweikernigen dicken gedunsenen Elementen, niemals aber von Riesenzellen. Die Infiltrationszone ging hinab bis zur Drüsenschicht, selten in diese hinein.

L. 21. Kehlkopf und Krankengeschichte verdanke ich der Freundlichkeit des Herrn Sanitätsrat Dr. MANN, Dresden.

Die Abbildungen sind nach den Dresdener Originalzeichnungen von Herrn Universitätszeichner FREYTAG hergestellt worden.

O. Ella, 24 Jahre, Arbeiterin. Eltern an Lungentuberkulose gestorben. Stiefvater lungenkrank. Zwei Brüder gesund. Außer Kinderkrankheiten nie ernstlich krank gewesen.

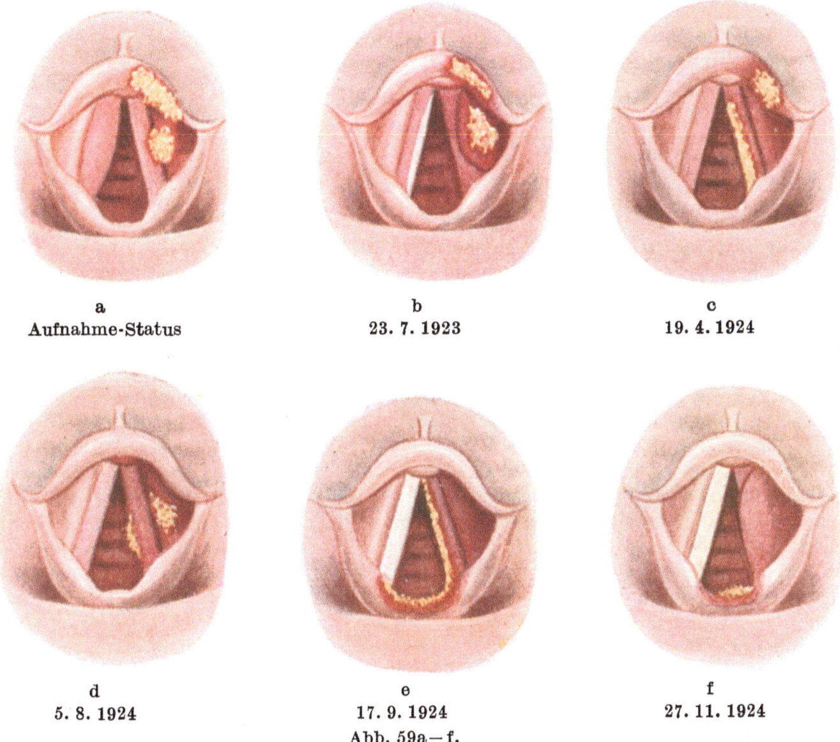

Abb. 59a—f.

Im Dezember 1921 im Anschluß an eine Grippe Lungenkatarrh. Nach Heilstättenbehandlung trat Besserung ein. Im Dezember 1922 Verschlimmerung des Leidens. Im Dezember 1923 beginnende Heiserkeit, im übrigen die typischen anamnestischen Angaben der Lungentuberkulose.

Kehlkopf: Rechtes Stimmband stark infiltriert, in der Mitte stark polypös verdickt. Ulcus auf dem linken Taschenband. Ulcus an der Hinterwand der Epiglottis (laryngeale Fläche) (Abb. 59 a).

Lungenbefund: Dämpfung über der linken Spitze. Darüber bronchoamphores Atmen. Tuberkelbacillen im Sputum positiv.

23. 7. 1923. Kaustik des rechten Stimmbandes.

30. 7. 1923. Schorf am rechten Stimmband, Ulcus am linken Taschenband und Epiglottis. Linkes Taschenband überragt das linke Stimmband.

17. 8. 1923. Kaustik des linken Taschenbandes und der linken Seite der Epiglottis.

7. 10. 1923. Kaustik des linken Taschenbandes.

11. 3. 1924. Röntgenaufnahme, Bestrahlung, erste Serie des Larynx.

19. 4. 1924. Das linke Stimmband ulceriert. Das Ulcus an der laryngealen Seite der Epiglottis ist kleiner geworden.

30. 4. 1924. Zweite Serie Röntgentiefentherapie des Larynx. Kehlkopfbefund im ganzen unverändert.

30. 7. 1924. Dritte Serie Röntgentiefentherapie des Larynx.

5. 8. 1924. Infiltration des linken Stimmbandes und des linken Taschenbandes mit Ulceration in der linken Stimmbandmitte. Umgrenzte knötchenförmige Infiltration an der vorderen Commissur.

17. 9. 1924 Larynxbefund: Infiltration von Hinterwand, linkem Stimm- und Taschenband. Oberflächliche Ulcerationen am linken Stimmband, randständig und an der Hinterwand.

18. 11. 1924. Vierte Behandlungsserie des Kehlkopfes.

27. 11. 1924. Kehlkopfbefund: Mäßige Infiltration des linken Stimmbandes und der Hinterwand, die an der linken Seite ulceriert ist. Starke Infiltration des linken Taschenbandes, welches das linke Stimmband fast überdeckt. Ulcerationen an der Epiglottis narbig verändert.

20. 12. 1924. Blutkörperchen Senkungszeit 20 Sekunden.

14. 1. 1925. Verschlechterung des Allgemeinbefindens, ausgedehnte Lungenerkrankung.

19. 1. 1925. Exitus letalis.

Während der ganzen Behandlungsdauer hat Patientin Kohlenbogenlichtbestrahlungen ohne größere Unterbrechungen bekommen.

L. 21. *Mikroskopische Untersuchung. Ventrikel und Taschenbänder.* Nirgends etwas von größeren Epitheldefekten oder gar Ulcerationen. Nur ganz vereinzelt an der vorderen Commissur ein kleiner Epitheldefekt, ausgefüllt mit meist einzelligen Elementen, Eiterkörperchen, auch größere Zellen, welche dem zu schildernden derben Bindegewebe fest aufliegen, ohne Vermittlung von Granulationsgewebe. Von den Rändern dieses kleinen Geschwürs schiebt sich ein dickes, vollsaftiges Epithel nach dem Zentrum. Es fehlt jegliches Granulationsgewebe, auch Verkäsung vollständig (ausheilendes Geschwür) (s. Abb. 53).

Überall ist sonst das Epithel sehr gut erhalten in Form von Cylinderzellen oder noch häufiger in der von Plattenepithelien. Fast überall ist die Epithelzellenlage außerordentlich dünn, nur an einzelnen Stellen etwas dicker, jedoch nirgends etwas von Pachydermie. Das Auffallendste ist die subepitheliale Schicht: sie besteht fast überall aus einem sehr derben Bindegewebe, welches fast sehnig zu nennen ist. Es setzt sich zusammen aus breiten, hellrosa gefärbten Rändern und Streifen, welche nur wenig Bindegewebszellen und wenige Capillaren erkennen lassen. An einigen Stellen finden sich zwischen den Bindegewebsfasern nicht sehr zahlreiche Lymphocyten, die entweder in diffuser Weise oder in Gruppen vereint das Gewebe durchsetzen. *Tuberkel* fanden sich in dieser derben Bindegewebsschicht außerordentlich wenig, an einem durch den ganzen Larynx gehenden Horizontalschnitt z. B. konnte ich nicht mehr als 4 zählen, da lagen 2 an der vorderen Commissur und 2 auf der linken Seite. Auf der rechten Seite und an der hinteren Wand waren an diesem Querschnitt gar keine Knötchen zu sehen. An einem anderen Schnitt wieder waren 2 an der hinteren Wand, an der vorderen Wand 2, links 1 und rechts 1 zu sehen, rechts fehlten sie sonst fast vollständig. An der Ventrikelschleimhaut konnte man auf dem Schnitt 2—4 zählen. Hier sehen sie noch aus wie gewöhnliche Tuberkel, in den fibrösen Teilen der übrigen subepithelialen Partien zeigten sie starke Veränderungen. Wohl konnte man hier immer mit Leichtigkeit bei diesen Gebilden erkennen, daß es sich um Tuberkel handelte, doch mußte man sich bei einigen Exemplaren sagen, daß es wohl nur Tuberkel *gewesen* waren. Hier sah man noch deutlich die Knötchenform rund oder eiförmig, aber das ganze Gebilde war oft von einer zirkulären Bindegewebsschicht umgeben, durch welche es zweifellos stark eingeengt wurde. Das Bindegewebe war noch ziemlich jugendlich, blasse, dünne Fasern mit länglichen, nicht sehr schmalen Zellen dazwischen. Auch das *Innere* der Knötchen war stark verändert: zunächst fiel die Blässe, d. h. die schwache Färbbarkeit auf, besonders die schlechte Kernfärbung. Von diesen waren nicht nur die runden und epitheloiden Zellen betroffen, sondern auch die Riesenzellen. Diese zeigten besonders schlechte Kernfärbung, waren auch etwas glasig geworden und lagen oft nur als Schatten da, denen man gerade noch ansehen konnte, daß es vorher Riesenzellen gewesen waren (Verdämmerung). Dabei war von einer richtigen Verkäsung nichts zu erkennen. Wenn man diese Knötchen mit den im gleichen Schnitt liegenden frischen gutfärbbaren Knötchen der Ventrikelschleimhaut verglich, war der Unterschied ein ganz eklatanter. Gelegentlich sah man auch Gebilde, die man als fibröse Tuberkel bezeichnen konnte: runde Knötchen mit zentraler LANGHANS- scher Riesenzelle, umgeben von konzentrischen Lagen jugendlichen Bindegewebes, ohne Rundzellen und Verkäsung, nur längliche Bindegewebszellen zwischen den Fasern. Gelegentlich sah man auch eine einzige, schwach gefärbte Riesenzelle, umgeben von einer ringförmigen Hülle von Bindegewebsfasern.

Schließlich konnte man noch, besonders an der am stärksten schwielig veränderten hinteren Wand, rundliche Gebilde sehen, welche aus einer Hülle von konzentrisch gelegenen Bindegewebslamellen bestanden, in deren Innern vollständige kernlose Zellreste dicht aneinander gedrängt waren. Sie bestanden aus blaßviolett gefärbten Klumpen von meist rundlicher oder auch unregelmäßiger Gestalt, waren auch oft mit ihren Nachbarn zu einer formlosen Masse zusammengeklumpt und zeigten gar keine Kerne mehr. Kein Zweifel, daß hier ein oder mehrere Tuberkel vom Bindegewebe stark eingeengt und abgestorben waren. Die Grenze zwischen Bindegewebshülle und abgestorbenen zentral gelegenen Zellen war zwar ziemlich scharf, doch ließen sich in ihr noch vereinzelte, wenn auch schwach gefärbte epitheloide und Riesenzellen nachweisen, alle augenscheinlich auch nur sehr schlecht ernährt und im Absterben begriffen.

An den Schleimdrüsen bzw. an den Ausführungsgängen lassen sich ganz selten eigenartige Bilder feststellen: da sieht man z. B. einen Querschnitt eines solchen Ganges, zweifellos erweitert, zum größten Teil mit hohem zylindrischem Epithel ausgekleidet. An einer Stelle der Wand sieht man einen Defekt, das Epithel und die Membrana propria fehlt, und es zeigt sich an dieser Stelle eine offene Kommunikation mit der zweifellos tuberkulösen Umgebung. Diese besteht aus einigen konfluierten Tuberkeln mit typischen LANGHANSschen Riesenzellen, Rundzellen und dicken Fibrinmassen, welche in augenscheinlich flüssiges Material übergehen. Das letztere setzt sich zusammen aus hellrot gefärbten homogenen Massen mit massenhaften einkernigen Elementen, welche stark gequollen sind. Diese flüssigen Massen liegen zum Teil in dem Drüsenlumen, zum Teil mit Fibrin verfilzt in dem tuberkulösen Gewebe. Das Ganze, Epithelschlauch und tuberkulöses Gewebe, ist wiederum umgeben von einem konzentrisch geschichteten Ring derben schwieligen Bindegewebes. Ein derartiges Bild vom linken Taschenband ist in Abb. 56 abgebildet.

Des weiteren kann man an den Ausführungsgängen der Schleimdrüsen, besonders an dem derben fibrösen Gewebe der hinteren Wand, eine starke Dilatation sehen, hervorgerufen durch ausgedehnte, im Lumen liegende Massen von geschichtetem Plattenepithel. Ganz große dicke Blöcke von Plattenepithel, umgeben von einer Membrana propria kann man im Quer- und Längsschnitt in großer Anzahl tief im Bindegewebe antreffen. An einigen dieser Blöcke kann man noch ein deutliches Lumen antreffen, welches meist Reste von ehemaligem Cylinderepithel erkennen läßt; kein Zweifel, daß hier eine weitgehende *Epithelmetaplasie* stattgefunden hat mit starker Wucherung des neuentstandenen Plattenepithels.

An den *eigentlichen Drüsen* kann man manchmal die auch sonst beobachtete Abschnürung und Kompression durch Bindegewebe erkennen, die dann zu cystischen Anschwellungen und Dilatationen der Drüsenlumina führt. Gefüllt sind diese cystenartigen Gebilde mit glasigen Schleimmassen und gequollenen Zellen, sowie körnigen Resten der zerfallenen Epithelien.

An den *Muskeln* finden sich sehr häufig Veränderungen verschiedener Art. Teils Auftreibungen, teils Verdünnungen der einzelnen Fasern, Verlust der Querstreifung, völlige Transparenz, wachsartige Degeneration. Eine frische Infiltration der Muskelfasern, wie in anderen Fällen beobachtet, wurde hier vermißt, dagegen fand sich auch hier eine starke Durchsetzung des Muskels von Bindegewebe.

Epiglottis. Der Kehldeckel weist fast überall normale Verhältnisse auf. Nur ein Knötchen wird auf der Basis an der rechten Seite gefunden mit zwei Riesenzellen, sehr blaß, schlecht gefärbt, umgeben von einer vielfachen Schicht konzentrisch gelagerten Bindegewebslamellen, die nichts von Rundzelleninfiltration aufweist. Letztere findet sich nur ziemlich tief nahe dem Perichondrium auf der linken Seite in der Umgebung eines längs getroffenen Ausführungsganges einer Schleimdrüse. In diesem Infiltrat drei kleine Tuberkel mit schönen Riesenzellen und partieller Verkäsung, *ohne* jede Spur von Bindegewebsneubildung.

Sonst war in der ganzen Gegend, Epiglottis und aryepiglottische Falten, nichts von entzündlicher Infiltration oder Tuberkeln zu bemerken. Auch sonst nicht viel an krankhaften Veränderungen, lediglich die Submucosa zeigte an einzelnen Stellen eine verstärkte Bindegewebsbildung.

Gegend der Stimmbänder. Hintere Wand ähnlich wie die der Taschenbandgegend: derbe schwielige Bindegewebsmassen, weit in die Tiefe gehend, fast völlig drüsenlos. Einige wenige deutlich erkennbare Tuberkel in diesem Bindegewebe, umgeben von dichten, oft konzentrisch gelagerten Bindegewebsstreifen, wenigen Rundzellen, mehr längliche Bindegewebszellen. Die Tuberkel selbst und auch die Riesenzellen meist schlecht gefärbt, in dem Zustande der Verdämmerung, wie auch oben geschildert. Da sieht man gelegentlich im Bindegewebe eingebettet eine Gruppe von zweifellos ehemaligen Tuberkeln, deutlich kenntlich an den allerdings oft nur schattenartigen Riesenzellen, durchsetzt von Bindegewebszellen und feinen Capillaren. Kein Zweifel, daß bei längerer Lebensdauer des Individuums dieser Tuberkelrest völlig verschwunden und durch Bindegewebe ersetzt worden wäre.

Rechtes Stimmband völlig frei von frischen Tuberkeln und Riesenzellen, auch kaum eine stärkere Zellvermehrung zu notieren. Man sieht ein ziemlich derbes sehniges Bindegewebe, viel schwieliger, wie man es sonst im Stimmband antrifft. Die Bindegewebsmassen gehen viel weiter lateralwärts in den Musculus vocalis hinein, der stark gelitten hat. Es ist stark durchsetzt von schwieligen derben Bindegewebsmassen. Die Muskelfasern sind zum Teil stark verändert: teils stark verschmälert ohne Querstreifung, teils kolbig aufgetrieben, glasig, sicher durch die vorgedrungenen Bindegewebsmassen stark komprimiert. Schließlich gelang es, in dem derben neugebildeten Bindegewebe ein merkwürdiges Gebilde zu finden, welches aussieht wie ein ehemaliger Tuberkel: hyalines Zentrum mit wenig Zellen und derbem schwieligem Bindegewebe in der Peripherie. An einer Stelle subepithelial gelegen eine stark defekte Riesenzelle. *Linkes* Stimmband zeigt am Processus vocalis in der Tiefe des Bindegewebes eine Stelle mit ganz vereinzelten kleinen Tuberkeln mit deutlichen Riesenzellen. Aber auch sie sehen nicht sehr frisch und lebenskräftig aus: sie sind außerordentlich blaß gefärbt, zeigen einen dichten Kranz von konzentrisch gelagerten Bindegewebshüllen in der Umgebung, zwischen denen kleine rundliche und längliche Zellen eingelagert sind.

In einigen dieser großen, blassen, halb abgestorbenen Riesenzellen eine Anzahl von eigentümlichen *stäbchenförmigen* Gebilden, von denen schwer zu sagen ist, ob sie Aussparungen oder Gewebssubstanz darstellen. Sie haben etwa den halben Durchmesser eines roten Blutkörperchens, sind immer gleich lang, gänzlich ungefärbt und liegen wirr durcheinander innerhalb des Protoplasmas der Riesenzelle (s. Abb. 55).

Herr Geheimrat M. B. SCHMIDT, dem diese Bilder gezeigt wurden, meinte es könnten Reste von elastischen Fasern sein.

Trachea. Die makroskopisch völlig normal aussehende Schleimhaut zeigt auch mikroskopisch kaum eine nennenswerte Veränderung. Die Submucosa zeigt auch hier gelegentlich etwas derbes Bindegewebe, selten eine leichte Infiltration mit Rundzellen und ganz vereinzelt kleine Tuberkel, dicht unter dem Epithel gelegen.

L. 23. Schnitte durch Stimmband- und Taschenbandgegend.

Stärkste Zerstörung aller präformierten Teile. Stimmband und Taschenband beiderseits kaum noch als solche zu erkennen, man sieht noch rechts und links dicke Wülste ins Lumen schießen, welche meist mit vielfachen Schichten von Plattenepithel bedeckt sind. Diese Wülste bestehen aus Granulationsgewebe mit typischen Tuberkeln mit zentralen LANGHANSschen Riesenzellen. Diese Massen von tuberkulösem Granulationsgewebe gehen weit lateralwärts, durchsetzen Drüsen- und Muskelschichten und reichten stellenweise bis hart an das Perichondrium der beiden Schildknorpelplatten. *Verkäsung* ist verhältnismäßig wenig anzutreffen, Ulcerationen fast nur an den hinteren Partien der Stimm- und Taschenbänder, die hier in ein großes Geschwür der hinteren Wand übergehen. Die Muskelfasern sind stark auseinandergedrängt durch Rundzelleninfiltration, sind zum Teil etwas glasig und haben stellenweise ihre Querstreifung verloren.

In der seitlichen Muskulatur war noch eine merkwürdige Veränderung zu verzeichnen, da sah man mitten in den Gruppen der Muskelfasern große Defekte, die sich als feine Bindegewebsnetze präsentierten mit großen Maschen, welche leer waren. Daneben sah man dann die gleichen zarten Bindegewebsmassen, doch wenige Lücken darin, dagegen auch einige Reste von Muskelfasern, stark geschrumpft und ohne Querstreifung, Bilder, welche abwechselten mit den geschilderten, weitmaschigen, völlig leeren, zarten Bindegewebsnetzen (s. Abb. 33).

Tuberkel oder auch nur Granulationsgewebe war in der nächsten Umgebung dieser Netze niemals zu sehen. Kein Zweifel, daß hier große Partien von quergestreifter Muskulatur zugrunde gegangen war in der Weise, daß nur noch die zarten Bindegewebshüllen zurückgeblieben waren.

An der hinteren Wand sind fast alle Weichteile durch die große Ulceration zerstört worden. Hier sieht man noch das Perichondrium mit dünnen Schichten von Granulationsgewebe dem Ringknorpel aufliegen. Dieser sowohl wie die beiden Aryknorpel zeigen starke Veränderungen. Das Perichondrium fehlt zum großen Teil, freie, losgelöste, nekrotische Knorpelstücke liegen als Sequester in der perichondritischen Höhle. Die Reste der Aryknorpel zeigen zum Teil eine starke Einwanderung von einkernigen Zellen, welche die Knorpelsubstanz nach allen Richtungen hin durchsetzen. Stellenweise zeigten sich die so entstandenen Straßen im Knorpel mit Granulationsgewebe und zarten neugebildeten Gefäßen durchsetzt, manchmal in fast genau transversaler Richtung, so daß der Knorpel in einzelne Stücke abgeteilt wurde. Ähnliche Veränderungen mit partieller Nekrose fanden sich auch an der Platte des Ringknorpels. An ihr sieht man beiderseits das Gelenk mit dem Aryknorpel durch den perichondritischen Prozeß eröffnet und in dem Spalt Eiterkörperchen auf dem angefressenen, etwas defekten Knorpelteil liegen. Die Nekrose ging aber hier nicht sehr weit in die Tiefe. Eindringen von Granulationsgewebe in die Knorpelsubstanz oder Organisation fand sich hier nicht.

Schließlich war noch eine Knorpelveränderung am *Schildknorpel* zu konstatieren. Sie lag genau an der *vorderen* Commissur, an welcher ein tiefes Ulcus mit Zerstörung des Perichondriums in den Knorpel eingedrungen war. Der Defekt in dem letzteren war nicht sehr tief, aber ausgefüllt mit Granulationsgewebe ohne Tuberkel. Einige dünne Ausläufer und Granulationsgewebe mit feinen Gefäßen gingen aber ziemlich in die Tiefe der Knorpelsubstanz, in welcher sie als gefäß- und zellreiche Herde in einiger Entfernung auftauchten. Hier sah man sie gelegentlich bis nahe an die *vordere* Perichondriumschicht herangehen.

L. 25. *Makroskopisch normaler Larynx* eines tuberkulösen Individuums. Im ganzen Larynx nichts Pathologisches zu finden, nur einige wenige Lymphocyten in der Submucosa der beiden Stimmbänder an der vorderen Commissur. Hier sieht man dicht über dem linken Stimmband schon im Drüsengebiet ein Schleimdrüsenpaket mit starker Rundzelleninfiltration und in der letzteren ein *Knötchen,* bestehend aus Lymphocyten, epitheloiden Zellen und verkästem Zentrum. In dem Knötchen, fast zentral, etwas konzentrisch gelegen, findet sich eine typische LANGHANSsche Riesenzelle. Außer diesem Tuberkel fand sich aber im ganzen Kehlkopf, soweit er untersucht wurde, nichts von Tuberkeln, auch nirgends etwas von Pachydermie.

An den *Muskelfasern* des Musculus vocalis sieht man ganz vereinzelt eine Faser spindelig aufgetrieben in der Mitte hyalin, stark glasig und völlig homogen, im Gegensatz zu den beiden Endstücken, welche deutlich Querstreifung und Längsfibrillen erkennen lassen.

Es scheint mir von Interesse 1. überhaupt das erste Anfangsstadium der Larynxtuberkulose gefunden zu haben, 2. von Wichtigkeit die Lokalisation dieses einzigen Tuberkels im glandulären Bindegewebe. Durch diesen Befund ist mit einer gewissen Wahrscheinlichkeit *erwiesen,* daß die Einwanderung des Tuberkelbacillus durch die Drüsen stattfinden kann.

L. 26. (s. Abb. 60).

Makroskopisch sieht man auf der Innenfläche der Epiglottis eine Reihe von linsenförmigen, flachen Gruben, von denen im fixierten Zustande nicht zu sagen ist, ob sie Narben darstellen oder Geschwüre. Die Epiglottis wird abgeschnitten und die einzelnen Geschwüre teils in Paraffin, teils in Celloidin eingebettet, der übrige Kehlkopf wird in nicht aufgeschnittenem Zustande für Horizontalschnitte in Celloidin eingebettet.

Mikroskopisch sieht man dann an der Epiglottis sofort, daß es sich bei diesen Gruben keineswegs um Narbenbildung handelt, sondern um zweifellose *Geschwüre.* Sie zeigen zunächst im Epithel einen Substanzverlust, wie er der makroskopischen Größe entspricht und im Grunde der schüsselförmigen Vertiefung eitriges und fibrinöses Material, welches auf Granulationsgewebe aufliegt. Letzteres läßt fast niemals eine spezifische Tuberkulose erkennen, sondern gleicht dem Granulationsgewebe in anderen nicht spezifischen Ulcerationen, d. h. es setzt sich aus Rundzellen zusammen, welche in dichtester Weise das Bindegewebe durchsetzen. *Tuberkel* lassen sich im Grunde und in der Nähe der Geschwüre nur sehr selten antreffen, man muß schon sehr lange suchen, wenn man eine kleine käsige Stelle

mit LANGHANSschen Riesenzellen finden will, aber zweifellos sind sie gelegentlich vorhanden.
Höchst auffallend ist, daß die ganze Erkrankung außerordentlich wenig in die Tiefe geht
und daß in der ganzen Submucosa kein Tuberkel zu finden ist, überhaupt außer den erwähnten
Geschwüren nichts Pathologisches. Nur sieht man an einzelnen Ausführungsgängen der
Schleimdrüsen gelegentlich eine leichte zellige Infiltration, aber keine Tuberkel. Ferner
war auffallend, daß bei diesen multiplen Geschwüren das *Epithel* so gar keine Wucherungs-
erscheinungen zeigte, weder nach unten in die Tiefe des Gewebes, noch nach oben über
die Oberfläche. Nirgends fand sich eine Spur von den pachydermischen Verdickungen,
welche man doch sonst so reichlich in der Umgebung tuberkulöser Geschwüre antrifft.

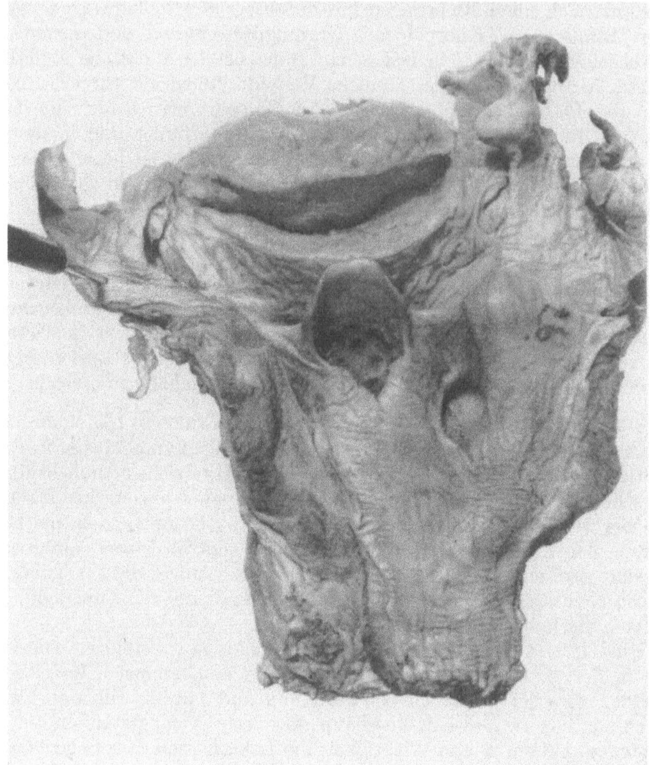

Abb. 60. L. 26. Linsenförmige Geschwüre auf der Innenfläche der Epiglottis. Mikroskopisch zeigen
die Geschwüre nichts von Tuberkulose.

Das Epithel am Geschwürsrand fand sich genau so abgeschrägt und unterminiert, wie es
auch sonst angetroffen wurde.

Taschenbänder verhältnismäßig wenig verändert, Epithel zum großen Teil noch als
schönes Cylinderepithel gut erhalten, dazwischen Inseln von Plattenepithel, aber auch hier
kaum etwas von Pachydermie. Vereinzelte Ulcerationen am freien Rande beider Taschenbänder, zum Teil ziemlich tief gegen die Drüsenschicht vordringend. Im Grunde dieser
Geschwüre Granulationsgewebe ohne Riesenzellen, ohne Verkäsung, ohne Knötchenbildung.
Nur einmal eine circumscripte Zellansammlung mit einer LANGHANSschen Riesenzelle
im Zentrum. Sonst nur Rundzelleninfiltration in der Submucosa.

Hintere Larynxwand hier fast völlig normal.

Ventrikelschleimhaut auf der einen Seite ohne Veränderung, auf der anderen ein kleines
Ulcus mit deutlichen Tuberkeln in dem Geschwürsgrund.

An der vorderen Commissur reichliche Zellinfiltration, aber intaktes Epithel. Letzteres
an einer Stelle knotenartig ins Lumen gedrängt durch eine subepitheliale Verdickung,

die aus zwei konfluierten, zum Teil verkästen Tuberkeln besteht mit typischen Riesenzellen.

Stimmbänder im fibrösen Teil fast völlig normal, nur auch hier an der vorderen Commissur
beiderseits etwa 1 mm weit nach hinten gehend die erwähnte Verdickung, welche schon
makroskopisch sichtbar ist. Sie besteht zum größten Teil aus unspezifischem Granulationsgewebe mit teilweisem Epithelverlust, stellt aber im ganzen keinen Substanzverlust, sondern
eine Substanzzunahme dar. In dem Granulationsgewebe vereinzelte Drüsenschläuche,
stark deformiert und von Rundzellen durchsetzt, ganz an der Spitze ein typischer kleiner
Tuberkel mit LANGHANSscher Riesenzelle.

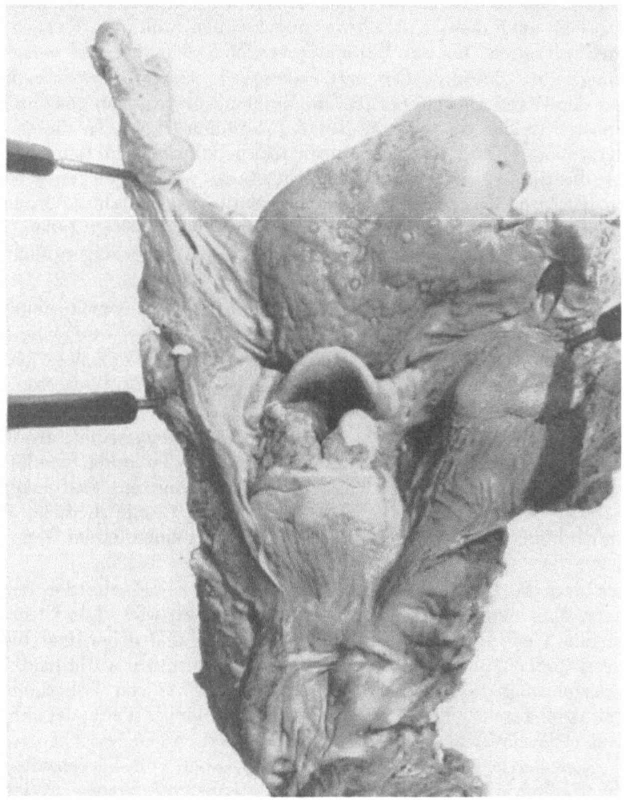

Abb. 61. L. 27. Starke ulcerative Tuberkulose der ösophagealen Fläche des Aryknorpels mit
Perichondritis.

L. 27. 34jährige Frau (s. Abb. 61).

Makroskopisch: Epiglottis normal, an der hinteren ösophagealen Fläche der Aryknorpel
tiefe Ulceration, besonders auf der linken Seite. Am unaufgeschnittenen Larynx Horizontalschnitte.

Mikroskopische Untersuchung: Stimmbänder wenig verändert. Epithel rechts zum
größten Teil gut erhalten, verdickt, aber ohne eigentliche Pachydermien, nur wenige kleine,
nicht sehr tiefgehende Ulcerationen mit granulierender Grundfläche. In diesen kleinen
Geschwüren sieht man *niemals* typische *Tuberkel* oder auch nur *Riesenzellen,* auch fehlt
eigentlich jede Verkäsung. Selbst auf der linken Seite, wo die Ulcerationen viel größer sind,
vermißt man die *Tuberkel,* weil der Geschwürsgrund aus reinem Granulationsgewebe besteht.
Auch einzelne Riesenzellen oder Brüchstücke von solchen sind nirgends aufzufinden. Die
subepithelialen Schichten zeigen eine sehr starke Infiltration mit Rundzellen, die sich aber

kaum jemals zu einem circumscripten „Lymphom" gruppieren, sondern stets in diffuser Weise das Bindegewebe durchsetzen. Dagegen sieht man schon hier, viel stärker noch an anderen Teilen des Kehlkopfes, einige merkwürdige Gebilde, die sich mit großer Schärfe aus dem infiltrierten Bindegewebe herausheben. Es sind das teils längs-, teils schräg- oder quergetroffene Kanäle von rundlicher oder länglicher Form, welche wurstförmig verlaufen, Einbuchtungen und Erweiterungen zeigen, so daß eine Birnen- oder Flaschenform herauskommt. Sie zeigen oft kleine oder große Äste, die ebenfalls plump, wurstförmig aussehen und sich gelegentlich weit ins Gewebe hinein erstrecken. Trifft man einen solchen Kanal auf einer großen Strecke in der Längsschichtung, so zeigt er oft einen stark geschlängelten Verlauf. Die Wandung dieser Kanäle ist außerordentlich dünn, gewöhnlich eine bindegewebige Membran, eine kaum nachweisbare Muskulatur und zuweilen noch einige flache Endothelzellen. Doch auch diese sind schwer zu erkennen, weil diese Kanäle meist ziemlich prall gefüllt sind mit einer dichten Füllmasse, welche sich aus drei verschiedenen Substanzen zusammensetzt: *Fibrin, Zellen* und *Flüssigkeit*. Die *Fibrinmassen* liegen meist in dichtem Geflecht der Wand an, seltener frei im Lumen. Sie bestehen gewöhnlich aus dicken oder dünnen Fasern, welche die dichten Netze zusammensetzen. In diesen Netzen liegen runde *Zellen* in großer Anzahl, Lymphocyten und gelapptkernige Leukocyten. Daneben findet sich noch die flüssige (jetzt geronnene) Substanz, welche gelegentlich sehr spärlich, dann aber auch in Form von richtigen Seen innerhalb der Kanäle zu finden ist. Sie ist meist völlig klar, selten feinkörnig, durchsetzt von ganz vereinzelten Zellen, die in ihr suspendiert sind. Alle diese Inhaltsmassen der geschilderten Kanäle zeigen nichts von Organisation, auch keine Verkäsung oder Knötchenbildung.

Die *Taschenbänder* verhalten sich ganz ähnlich. Auch hier verschiedene Ulcerationen, aber mit pachydermischen Erhebungen. Auch hier in der Tiefe der Geschwüre keine richtigen Tuberkel, nur unspezifisches Granulationsgewebe. Auch Riesenzellen fehlen hier vollständig. Dagegen sieht man auch hier in der Submucosa die stark dilatierten Lymphgefäße, prall gefüllt mit Fibrinmassen, Zellen und heller Flüssigkeit.

Am stärksten sind die Veränderungen an der *hinteren Larynxwand*; an der Innenfläche an typischer Stelle große Ulceration, in deren Tiefe *keine* Tuberkel, sondern nur Granulationsgewebe zu notieren ist. In den zum Teil abgeschnürten Ausführungsgängen der Schleimdrüsen starke *Metaplasie* des Epithels, so daß die Gänge in dicke Plattenepithelblöcke umgewandelt sind, die gelegentlich im Zentrum noch einen feinen Gang von Cylinderepithel tragen, wie das des öfteren geschildert ist.

Noch stärker sind die Ulcerationen auf der ösophagealen Fläche der Hinterwand, wie dies ja schon nach dem makroskopischen Bilde zu erwarten war. Die Ulcerationen gehen hier sehr weit in die Tiefe, durchsetzen die Drüsenschicht und gehen fast bis an das Perichondrium. Dieses jedoch, wie der Knorpel, ist völlig intakt. Auffallend ist auch hier, daß trotz der Ausdehnung des geschwürigen Prozesses nichts von Tuberkeln oder Riesenzellen zu sehen ist. Auch eigentliche Verkäsung findet sich hier gar nicht; der ganze Geschwürsgrund besteht aus Granulationsgewebe, das mit Eiterkörperchen bedeckt ist. Die Gewebszellen sind zwar gelegentlich etwas groß, gequollen, aber von Riesenzellen keine Spur. Außerordentlich reichlich finden sich hier auch die oben notierten großen Hohlräume, welche prall gefüllt, wurstförmig, kolbig oder birnenförmig in dem von Rundzellen infiltrierten Bindegewebe liegen. Sie zeigen so typische Ausbuchtungen und Einkerbungen, daß sie zweifellos als *Lymphgefäße* anzusprechen sind. Dafür spricht auch das deutliche Endothel, welches oft neben der Ausfüllmasse nachzuweisen ist. Die letztere besteht auch hier zum großen Teil aus einem dichten Filz von feineren und gröberen *Fibrinfäden*, zeigt mehr oder minder reichliche weiße *Blutzellen*, teils Lymphocyten, teils gelapptkernige Leukocyten, weniger geronnene Flüssigkeit. Dicht daneben findet sich eine ausgedehnte Fibrininfiltration des Gewebes, die, in spärlichen Netzen liegend, zwischen den Bindegewebsfibrillen zu erkennen ist. Diese Fibrinablagerung in Lymphgefäßen und Gewebsspalten geht hier weit bis in die Sinus piriformes.

Auf der Höhe der Ulcerationen stellenweise Plattenepithelwülste, die richtigen Pachydermien entsprechen.

Die zahlreichen größeren Nervenstämme an der Hinterwand in den schwer ergriffenen Partien zeigen sich im allgemeinen verschont von Veränderungen; fast niemals sieht man tuberkulöses oder auch Granulationsgewebe in den Nerven eindringen. Lediglich bis hart an die Nervenscheide heran gehen gelegentlich die Rundzelleninfiltrationen. Dagegen

kann man hier mehrfach beobachten, daß die Zellen der Nervenscheide stark vergrößert
sind. Da sieht man öfter besonders in der Gegend der Fibrininfiltration und der mit Fibrin
gefüllten Lymphgefäße die Zellen der Nervenscheide stark gegen den Nerven vorspringen,
auch die Kerne erscheinen vergrößert, plump und überall gut färbbar.

L. 28,

Makroskopisch (s. Abb. 62) starkes Ödem der Epiglottis und der aryepiglottischen
Falten inklusive der Aryknorpel. Alle diese Teile sind kugelig geschwollen und mit prall
gespannter Schleimhaut bedeckt. Letztere völlig glatt und frei von Ulcerationen. [Der
Kehlkopf wird in nicht aufgeschnittenem Zustande in Horizontalschnitte zerlegt.

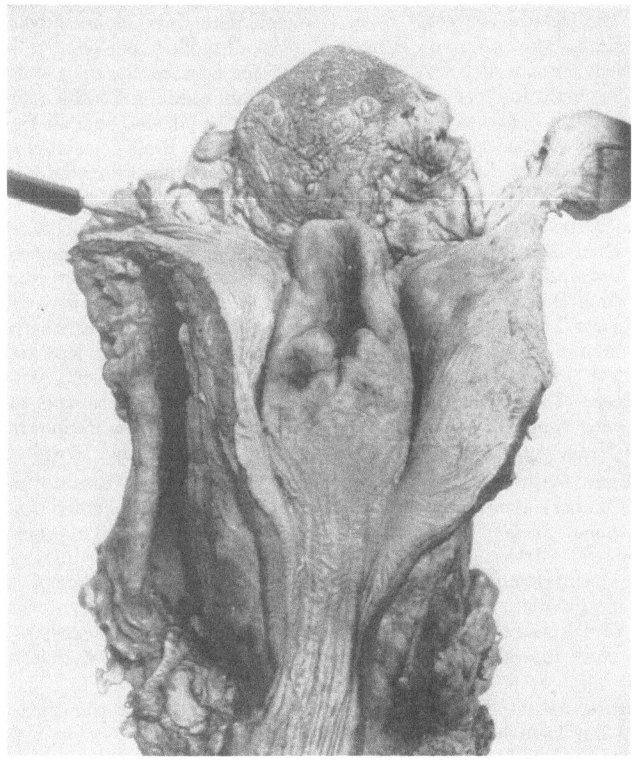

Abb. 62. L. 28. Starkes Ödem der Epiglottis und der Aryknorpel.

Mikroskopische Untersuchung. Epiglottis zeigt auf der laryngealen Fläche an der Basis
ein schönes vielschichtiges Plattenepithel, überall sehr gut erhalten, zum Teil stark gewuchert,
mit dicken Wülsten nach außen über die Oberfläche sich erhebend aber auch mit langen
Zapfen sich in die Tiefe des submukösen Bindegewebes erstreckend. Epitheldefekte oder gar
Ulcerationen sind nirgends zu finden. In den subepithelialen Schichten finden sich, bis
fast zum Perichondrium hin, große Mengen klassischer Tuberkel mit sehr großen Riesenzellen, welche sehr viel gut färbbare Kerne enthalten. Im Zentrum zeigen einige dieser
Tuberkel eine geringfügige Verkäsung. Sie liegen gewöhnlich isoliert, selten zu zweien
oder dreien konfluierend. Diese Tuberkel sind zweifellos nicht die alleinige Ursache der
makroskopisch notierten enormen Verdickung der Epiglottis. Die Anschwellung ist vielmehr
hervorgerufen durch drei weitere Veränderungen, welche eng miteinander verbunden sind,
das Ödem, die Fibrinausscheidung ins Gewebe und die Zellansammlung. Die erste Veränderung, das Ödem, findet sich in ziemlich gleichmäßiger Ausdehnung zwischen subepithelialer
Tuberkelzone und Perichondrium. Es ist meist ziemlich *feinmaschig,* zeigt aber eine starke
Auseinandertrennung der Bindegewebsfasern, welche als deutliche Netze kenntlich werden.

In diesen letzteren liegt dann die Flüssigkeit meist homogen, aber auch feinkörnig. Die so entstandenen Hohlräume sind gelegentlich etwas größer als in Abb. 6 wiedergegeben, enthalten dann immer die geschilderte geronnene Flüssigkeit und besonders freie *Zellen*. Die letzteren haben fast immer nur einen, seltener zwei Kerne, sind außerordentlich groß, zeigen blasses homogenes Protoplasma und gut färbbaren Kern. Beide, Kern sowohl wie Zelleib, machen einen zweifellos gedunsenen, aufgetriebenen Eindruck, so daß die ganze Zelle sicher als *hydropisch* zu bezeichnen ist. Die Form ist gewöhnlich rund, seltener dreieckig. Die Gruppierung dieser Zellen ist meist derartig, daß je eine Zelle in je einer Bindegewebsmasche, also mitten in der geronnenen Flüssigkeit liegt, seltener sieht man zwei nebeneinander liegen. Stärkere Ansammlung von Rundzellen, wie man es bei einer gewöhnlichen entzündlichen Infiltration sieht, ist hier nicht anzutreffen, fast stets liegen die großen gedunsenen Elemente in je einer Bindegewebsmasche. Dazu kommen dann hier in derselben Gegend größere und kleinere Ansammlungen von fädigen Massen, die teils feiner oder gröber, teils klumpig zusammengebacken parallel und sich kreuzend im Gewebe liegen, zweifellos *Fibrinfäden*. Manchmal liegen sie in Form von *Fibrinsternen* mit radiären Strahlen mitten im Gewebe und zeigen dann im Zentrum eine einzige einkernige Rundzelle, oder sie finden sich in Form von dichteren parallelfaserigen Massen in das ödematöse Bindegewebe eingelagert, so einen festen Filz darstellend. Fast immer sind aber die einzelnen Fibrinfäden zu differenzieren, ganz selten so fest miteinander verbacken, daß sie als hyaline Massen zu bezeichnen sind.

Die *Bindegewebsfasern* an all diesen Stellen sind meist außerordentlich fein, an vereinzelten Stellen kann man jedoch auch hier Quellungszustände beobachten: da sind die Wände der hydropischen Kammern hell, stark lichtbrechend, knotig verdickt und zweifellos von verstärktem Durchmesser. All diese so veränderten Bindegewebspartien gehen niemals sehr nahe an die Tuberkel heran, sondern halten sich in ziemlicher Entfernung von ihnen, gewöhnlich trennt beide Gewebsteile noch ein dichter Wall von Rundzellen, welche den Tuberkeln fest angelagert sind. Perichondrium und Knorpel sind vollständig frei von Veränderungen. Dagegen sieht man oftmals Nervenquerschnitte von tuberkulösem Granulationsgewebe umgeben, so daß das letztere oft bis hart ans Perineurium geht, niemals aber in die Nervensubstanz hinein. An den Drüsen nur einige Erweiterungen.

Am mittleren Drittel sind die Veränderungen ähnlich wie am basalen: massenhafte schön ausgebildete Tuberkel mit großen Riesenzellen, sowohl am lingualen wie am laryngealen Teil, subepithelial gelegen. Vielleicht ist hier die Verkäsung der Tuberkel etwas reichlicher als in den unteren Partien. Das *Ödem* ist hier auch vorhanden, allerdings in etwas geringerer Ausdehnung. Auffallend ist hier eine große Anzahl von *Lymphgefäßen*, vollgepfropft mit Lymphocyten, deutlich kenntlich an dem geschlängelten Verlauf, den zahlreichen Ausbuchtungen und Einschnürungen. Die *Fibrininfiltration* des Bindegewebes ist hier ebenfalls vorhanden. Auch hier keine Ulcerationen, nur stellenweise ein kleiner Epitheldefekt an der Oberfläche.

Im *Spitzendrittel* der Epiglottis ist das Plattenepithel außerordentlich stark gewuchert, besonders in die Tiefe hinein; da sieht man weit verzweigte Plattenepithelstränge tief in die Tuberkelzone hineingehen, sieht die Epithelstränge von dem tuberkulösen Gewebe umwachsen, einzelne Teile auch abgeschnürt, so daß richtige Perlen anzutreffen sind, welche aus konzentrisch geschichteten Epithelien bestehen. Ulcerationen oder Epitheldefekte finden sich hier in den oberen Teilen des Kehldeckels gar nicht, Perichondrium und Knorpel völlig normal. Im übrigen finden sich hier die gleichen Veränderungen wie in den unteren Teilen, auf beiden Seiten in den subepithelialen Partien reichlich wohl ausgebildete typische Tuberkel, mäßige diffuse Rundzelleninfiltration, ausgedehntes Ödem mit ziemlich feinen Maschen, welche teils geronnene Flüssigkeit, teils einkernige gequollene Zellen enthalten, sowie schließlich Fibrininfiltration des Bindegewebes, allerdings nicht in sehr großer Ausdehnung.

Die *Taschenbänder* zeigten sehr starke Veränderungen. Rechts war die ganze Oberfläche in eine einzige große Ulceration umgewandelt. Epithel war hier sehr wenig erhalten, und wenn es da war, bestand es aus kleinen Inseln von Plattenepithel. Alles übrige war Granulationsgewebe mit einer Reihe von Knötchen in der Tiefe. Hier zeigten sich auch starke ödematöse Partien, ähnlich wie sie in der Epiglottis geschildert wurden, auch hier fanden sich in dem ödematösen Bindegewebe reichlich Fibrinablagerung mit großen stark gequollenen einkernigen Zellen. Ähnlich waren die Veränderungen an der vorderen Wand, nur daß hier mehr Epithel erhalten war in Form von dicken Lagen von Plattenepithel, welche zum Teil als warzige Excrescenzen ins Lumen des Larynx hineinsprangen. Das linke Taschen-band wies ganz die gleichen Veränderungen auf wie das rechte, nur war hier vielmehr Platten-epithel erhalten in Form von pachydermischen Wülsten, die nicht nur auf der Oberfläche, sondern auch in der Tiefe zu konstatieren waren. Reichliche Tuberkel mit typischen LANG-HANSschen Riesenzellen durchsetzten hier das Gewebe, welches ebenfalls ein starkes fein-maschiges Ödem mit vielen Zellen und großen Mengen von Fibrinmassen aufwies. Es fiel hier auf, daß diese Fibrinmassen recht häufig zweifellos in präformierten Räumen lagen, welche gewöhnlich eine deutliche Wand hatten. Die Form der Hohlräume war je nach der Schnittrichtung rund, länglich oder eiförmig oder auch spaltförmig. Manchmal kamen schöne wurstförmige Gebilde heraus, welche Einbuchtungen und Erweiterungen in Flaschen-form aufwiesen. Der Inhalt dieser Hohlräume bestand nicht nur aus dichten Netzen von Fibrinfäden, sondern auch aus Lymphocyten, Kerntrümmern und feinkörnigen, fast käsig zu nennenden Massen. Die *hintere Larynxwand* zeigte hier die gleichen Veränderungen, an der Oberfläche teils ulcerative, teils pachydermische Veränderungen, in der Tiefe reichlich Tuberkel mit Verkäsung und Riesenzellen, in dem zwischen ihnen liegenden Gewebe ödema-töse Partien mit sehr viel Fibrinablagerung und Zellansammlung. Diese Alteration der Hinterwand erstreckte sich sowohl auf die laryngeale wie die ösophageale Fläche. An beiden fand sich auch die schon mehrfach geschilderte Epithelmetaplasie in den Drüsen-ausführungsgängen, welche an Stelle des Cylinderepithels dicke Plattenepithelmassen erkennen ließen, die zum Teil noch ein Lumen frei ließen, zum Teil aber auch so stark gewuchert waren, daß sie als dicke Plattenepithelklötze im Gewebe lagen.

Eine eigentümliche Veränderung zeigte auch die Schleimhaut der beiden MORGAGNIschen Ventrikel: zwar war die Oberfläche hier wenig verändert, hohes zylindrisches Epithel war an den meisten Stellen deutlich nachzuweisen, darunter aber zeigte das Gewebe eine ziem-lich starke Infiltration mit Rundzellen, jedoch nur wenige Tuberkel. Dagegen fanden sich hier in großer Anzahl die schon oben notierten präformierten Räume mit deutlicher Wandung, meist wurstförmig mit so deutlichen Einkerbungen und Ausbuchtungen, daß man sie zweifel-los als gefüllte *Lymphgefäße* ansprechen mußte. Das Merkwürdigste an diesen Lymph-gefäßen war ihr *Inhalt*; er bestand nicht nur aus dichten Netzen von Fibrinfäden und meist einkernigen Elementen, sondern es fand sich hier auch zweifellos käsige Substanz und typische große LANGHANS*sche Riesenzellen*. Diese traf man hier an in länglicher, rund-licher, dreieckiger Form, stets waren die Kerne randständig aufgestellt, und man sah weiter, daß diese Riesenzellen umgeben waren von knötchenförmig angeordneten Haufen von Zellen, die zum Teil feinkörnig zerfallen, also als käsig bezeichnet werden mußten. Kurz, es unterlag keinem Zweifel, *daß hier innerhalb der Lymphgefäße richtige Tuberkel, zusammen-geballt mit Fibrinmassen, anzutreffen waren.* Die betroffenen Lymphräume erreichten oft eine enorme Größe, ließen aber immer die eigentümliche Flaschen-, Wurst-, oder Birnenform erkennen. Diese so stark veränderten Lymphgefäße in der Ventrikelschleimhaut fanden sich hauptsächlich auf der rechten, aber auch ganz deutlich auf der linken Seite (s. Abb. 11—13).

Sehr stark verändert war auch der linke Aryknorpel, während der rechte fast normal war. An jenem zeigte sich ein großer Defekt in Perichondrium, welcher mit einer tiefen Ulceration der darüberliegenden Schleimhautpartie kommunizierte, und in diesem tiefen Geschwür sah man dann den Aryknorpel, welcher zum Teil eine zweifellose Nekrose aufwies. Er war mindestens zur Hälfte ohne färbbare Zellen, stark ausgezähnt, zweifellos fehlte ein großer Teil und der helle strukturlose Rest zeigte in tiefen Gruben Eiterkörperchen, welche zum Teil tief in die Grundsubstanz hineinzogen, wodurch dann einzelne Teile sequestriert innerhalb der Eiterkörperchen lagen. Weite Straßen waren hier in den Knorpel hinein-gebahnt und mit diesen einkernigen Elementen ausgefüllt. Eine Organisation des erkrankten Knorpels hatte hier nicht stattgefunden.

An tieferen Stellen waren die Veränderungen des linken Aryknorpels viel stärker. Auf dem Querschnitt war höchstens noch die Hälfte einigermaßen intakt und mit dem Peri-chondrium verbunden. Die andere Hälfte fehlte zum größten Teil. Ein kleiner Teil ist nach vorne zu fest mit dem Granulations- und Bindegewebe verwachsen ist durchsetzt von weitverzweigten Straßen, die sich zum Teil als Capillargefäße erweisen, zum Teil als endo-thellose Kanäle, die mit Lymphocyten gefüllt sind. An einzelnen Stellen sind die letzteren zu größeren Haufen geballt, die mit den feinen Straßen in Verbindung stehen. Die Knorpel-zellen haben sehr stark dabei gelitten: sie sind fast ungefärbt, zeigen Defekte oder sind nur noch in kleinen Resten nachzuweisen. Kein Zweifel, daß hier von der perichondritischen

Höhle aus eine starke Einwanderung von Zellen in den Knorpel erfolgte, die teils zur Zerstörung, teils zur Organisation der Grundsubstanz geführt hatte.

Dieser Knorpelteil liegt also noch vorne und innen, während der intaktere Teil nach außen und hinten sich erstreckte. Zwischen beiden lag die große perichondritische und chondritische Höhle, welche in direktem Kontakt mit dem großen Ulcus der hinteren Larynxwand stand. In dieser Höhle sah man Eiterkörperchen, helles Exsudat und einzelne Knorpelsequester liegen. Der noch mit intaktem Perichondrium zusammenhängende Knorpelteil ragt mit dem periostfreien Teil in die perichondritische Höhle hinein, zeigte sich hier rauh, zerklüftet, zum Teil nekrotisch, durchsetzt von Eiterkörperchen, welche alle diese Partien reichlich umspülen. Eine Organisation der Knorpelgrundsubstanz hatte hier *nicht* stattgefunden, dieser Teil des Knorpels zeigte lediglich partielle Einschmelzung und Nekrose.

An den *verknöcherten* Stellen der Aryknorpel nichts von Perichondritis oder Nekrose, dagegen reichlich typische Tuberkel im Knochenmark und Knocheneinschmelzung (s. Abb. 24). — Ringknorpel o. B.

L. 30. Abgetragene Epiglottis, makroskopisch stark verdickt, tumorartig, in Sagittalschnitte zerlegt (s. Abb. 6).

Mikroskopisch zeigt sich das Epithel gut erhalten als vielschichtiges, dickes Plattenepithel, sowohl auf der lingualen wie auf der laryngealen Fläche, in der subepithelialen Schicht eine große Anzahl von typischen Tuberkeln, welche außerordentlich dicht beieinander liegen, zum Teil auch konfluiert sind. Sie enthalten reichlich LANGHANSsche Riesenzellen, haben gelegentlich ein helleres Zentrum, jedoch ohne ausgedehntere Verkäsung. Die dazwischenliegenden Schleimdrüsen zeigen eine starke Infiltration von Rundzellen, durch die die einzelnen Läppchen stark aneinander gedrängt werden. Knorpel und Perichondrium völlig normal. Letzteres wird von den Knötchen nirgends erreicht. Die Bindegewebsschicht zwischen der Tuberkelzone und Perichondrium auf dem Schnitt außerordentlich verbreitert, nicht etwa durch Knötchen, welche an dieser Stelle nur sehr selten zu treffen sind, sondern, vornehmlich auf der laryngealen Fläche, durch eine starke *Auseinanderdrängung der Bindegewebsfasern.* Die letzteren bilden hier fast regelmäßige rhombische Figuren, begrenzt durch die feinen Fasern und gefüllt mit einer hellen, klaren, geronnenen Flüssigkeit ohne Zellbeimischung. Hierdurch entsteht ein zierliches Netzwerk, welches auch schon bei schwacher Vergrößerung in der Abb. 6 deutlich zu erkennen ist.

Ulcerationen oder pachydermische Excrescenzen sind hier nicht zu konstatieren.

L. 31. Frontalschnitte durch die Stimmbandgegend (s. Abb. 7).

Mikroskopisch sieht man am Stimmband nichts von spezifischen Veränderungen, also kein Tuberkel, keine Verkäsung, keine Riesenzellen. Epithel wohl erhalten, nicht besonders gewuchert, ohne Defekte. Das Bindegewebe des Stimmbandes leicht hydropisch, zeigt auch geringfügige Rundzelleninfiltration, aber sonst nichts Besonderes. Auch an der medianen Fläche des Taschenbandes nur eine etwas dichtere Zellinfiltration, aber keine spezifischen Veränderungen. Diese finden sich lediglich an der Schleimhaut des MORGAGNI-*schen Ventrikels.* Hier sind die subepithelialen Partien durchsetzt von einer großen Anzahl von Knötchen, welche zweifellos als *Tuberkel* anzusprechen sind. Sie sind zum großen Teil verkäst und weisen LANGHANSsche Riesenzellen auf, sind auch gelegentlich konfluiert. Das Epithel der Ventrikelschleimhaut ist zum größten Teil als hohes Cylinderepithel erhalten, zeigt auch gelegentlich kleine Defekte, nirgends aber ist irgend etwas von tieferen Ulcerationen zu sehen.

L. 34. 27jähriger Mann mit *akuter Miliartuberkulose.*

Makroskopisch ist die Epiglottis etwas uneben, leicht ulceriert, der übrige Kehlkopf völlig normal. Paraffinschnitte in frontaler Richtung durch Stimm- und Taschenband. Schleimhautoberfläche des Taschenbandes und des Ventrikels mit schönem Cylinderepithel wohl erhalten, nirgends etwas von Epitheldefekten oder gar Ulcerationen. In der Submucosa leichte Fibrin- und Zellinfiltration und eine Reihe von Tuberkeln mit deutlichen, wohl ausgebildeten LANGHANSschen Riesenzellen, zum Teil leichte Verkäsung zeigend. Ein bestimmtes Verhältnis der Tuberkel zu den Gefäßen oder zu den Drüsen war nicht festzustellen. Dagegen zeigten vereinzelte, isolierte, in Bindegewebe liegende Riesenzellen so lange und röhrenförmige Fortsätze, daß man den Eindruck gewann, sie lägen selbst in einem erweiterten Capillargefäß. Ferner war festzustellen, daß einige *prä-capilläre Venen,* deutlich kenntlich an den in ihm liegenden roten Blutkörperchen, Pfröpfe enthielten, die meist aus Lymphozyten bestanden, welche der Wand des Rohres fest anlagen. Diese kleinen wandständigen Thromben enthalten ferner noch Fibrinfäden und feinkörnige käsige Massen, sowie vereinzelte LANGHANSsche *Riesenzellen.* Die Wand dieser kleinen Blutgefäße ließ sich meist gut differenzieren, weil die Thromben fast niemals obturierend waren. Sie bestand aus einer dünnen Bindegewebsschicht mit deutlicher Endothelschicht, welche natürlich am deutlichsten an den Stellen zu erkennen war, an welchen der Thrombus nicht anhaftete. An den Stellen, an welchen der Thrombus fest wandständig war, zeigten die Endothelien lebhafte Wucherungen, waren breit, dick, hatten einen großen Kern und sprangen in das Thrombusmaterial vor, und die oben notierten Riesenzellen hatten die Stelle der Endothelien eingenommem.

Das *Stimmband* zeigt an der Oberfläche eine leichte subepitheliale Zellinfiltration, etwas tiefer trifft man nach Durchmusterung zahlreicher Schnitte einen einzigen kleinen Tuberkel mit zentraler Riesenzelle an.

Epiglottis zeigt auf beiden Seiten eine geringfügige, aber deutliche, submuköse Infiltration, zweifellos tuberkulöser Natur, das Epithel ist teils intakt, sogar pachydermisch gewuchert, zum Teil fehlt es, und man sieht in der Tiefe deutliches Granulationsgewebe mit schönen Riesenzellen. Diese drängen gelegentlich sogar das Epithel vor, so daß das letztere durch sie verdrängt und durchbrochen wird. Das gleiche kann man an den Knötchen selber sehen, welche, wie schon öfter geschildert, ebenfalls gegen das Epithel vordringen und es zum Schwinden bringen. Auch hier sieht man öfter abgeschnürte Epithelinseln im tuberkulösen Granulationsgewebe liegen.

Ein bestimmtes Verhältnis zu den Gefäßen läßt sich hier nicht in der Weise feststellen wie beim Taschenband. Nur an ganz vereinzelten Stellen sieht man größere Zellansammlungen mit Fibrin in kleinen Venen und hat den Eindruck, daß die Riesenzellen innerhalb von kleinen Gefäßlumina liegen.

Perivasculär dagegen kann man die Tuberkel öfter antreffen in der Weise, daß der Querschnitt einer kleinen Vene umgeben ist von einem Kranz von Tuberkeln.

Perichondrium und Knorpel völlig intakt.

Bacillenfärbungen zeigten außerordentlich reichliche Tuberkelbacillen sowohl im Gewebe wie auch in den Tuberkeln. Hier lagen sie zum Teil intracellulär, so konnte man in einer Riesenzelle bis zu 6 Bacillen zählen.

L. 35.

Makroskopisch normaler Kehlkopf, 13 jähriges Mädchen mit Lungentuberkulose.

Epiglottis zeigt fast überall normales leicht verdicktes Epithel, in dem nur ganz vereinzelte kleine Defekte zu sehen sind. Subepithelial ganz wenige kleine Knötchen mit LANGHANSschen Riesenzellen, aber ohne Verkäsung. Daneben geringe Rundzelleninfiltration. Kleine Stückchen der Stimmbandgegend werden in Paraffin eingebettet.

Frontalschnitte zeigen an der Ventrikelschleimhaut fast überall intaktes Epithel, nur an einzelnen Stellen kleine Defekte ohne richtige Ulcerationen. Unter dem Epithel einige nicht verkäste Epitheloidtuberkel mit Riesenzellen. In diesen Knötchen massenhaft *Tuberkelbacillen,* welche teils innerhalb, teils außerhalb der Zellen liegen. Niemals gelingt es, auch nur ein Stäbchen zwischen oder in den Cylinderepithelien der Oberfläche aufzufinden; ebensowenig wie in den Gefäßen. Auch in den Epithelien der Drüsenausführungsgänge sowie in den intercellulären Zwischenräumen nichts von Bacillen nachzuweisen. *Dagegen finden sich die letzteren in großer Anzahl im freien Lumen der Ausführungsgänge.* Hier liegen sie in dichten Haufen untermischt mit zellhaltigem Sekret.

L. 36.

Makroskopisch normaler Kehlkopf bei allgemeiner Tuberkulose. *Stimm-* und *Taschenbänder* kamen zur Untersuchung. Taschenband in großen Teilen völlig normal, am Stimmband ganz geringe subepitheliale Infiltration mit Lymphocyten, im Zusammenhang damit ein eiförmiges Knötchen, bestehend aus Lymphocyten, wenigen epitheloiden Elementen und zwei typischen zentral gelegenen Riesenzellen. Verkäsung oder auch nur Andeutung einer solchen war nicht vorhanden. Das Knötchen lag an der Seite eines Drüsenausführungsganges, drängte sich etwas nach unten in die Muskulatur. In dem Ausführungsgang der Schleimdrüse an einzelnen Stellen des MORGAGNIschen Ventrikels Zellvermehrung des

Wandepithels und *Umwandlung* desselben in Plattenepithel. Das Lumen war durch einen
hügeligen Vorsprung stark verengt, aber doch deutlich vorhanden. Seiner Wand anliegend
fand sich dann jedesmal ein Tuberkel oder doch eine starke zellige Infiltration. Ein ganz
merkwürdiger Befund, der jedoch nur einmal am Ventrikel erhoben wurde, war fol-
gender: auf einem Schnitt war ein Ausführungsgang getroffen, der auf der einen Längs-
seite hohes Cylinderepithel, auf der anderen dickes geschichtetes Plattenepithel hatte, er
führte in ein dickes Konvolut von Lymphocyten, epithelioiden Zellen und Drüsensubstanz
mit zweifelloser bindegewebiger Kapsel. Und in diesem Gemisch von Zellen fanden sich auch
einige größere Elemente, sowie eine richtige typische LANGHANSsche Riesenzelle. Dicht daneben lag in demselben Zellgemisch noch ein größerer Protoplasmaklumpen mit mehreren
Kernen, der aussah wie eine werdende Riesenzelle (s. Abb. 58).

L. 37. 22jähriger Mann.

Ausgesprochene ulcerative Tuberkulose besonders an Stimm- und Taschenband, sowie
an der hinteren Larynxwand. Epithel zum Teil noch erhalten und stark pachydermisch verdickt, die Ulcerationen gehen nicht sehr tief, zeigen aber im Grunde schöne Knötchen mit
Riesenzellen. Eine höchst auffallende *Knorpelveränderung* im rechten Schildknorpel. In
ihm findet sich ein Defekt, welcher vom inneren Perichondrium anfängt und fast die ganze
Dicke des Knorpels durchsetzt, allerdings niemals bis zum äußeren Perichondrium reicht.
In diesem Herd fehlt der Knorpel vollständig und ist ersetzt durch ein sehr zellreiches Gewebe mit vielen feinen Gefäßen darin. Das Gewebe ist ein ziemlich feinfaseriges, lockeres
Bindegewebe, welches sehr viel Bindegewebszellen enthält. Letztere sind meist von länglicher, rundlicher oder auch spindeliger Gestalt, sind sehr dick und enthalten einen großen,
gut färbbaren Kern und sind offensichtlich sehr jugendlichen Alters. Sie finden sich fast
ausschließlich in den lateralen Partien des Herdes. In den medialen Teilen sind die Zellen
viel zahlreicher, das Bindegewebe sehr spärlich, so daß die Zellen oft mosaikartig aneinander liegen ohne jegliches Zwichengewebe. Die Elemente selbst sehen auch ganz anders
aus wie die lateral gelegenen. Sie sind viel größer, niemals länglich, sondern kubisch, kasten-
förmig, enthalten ein feinkörniges Protoplasma und einen kleinen Kern, der wie geschrumpft
aussieht. Die Knorpelränder, die den Herd begrenzen, sind ganz scharf geschnitten, zeigen
dickere und dünnere, meist aber sehr plumpe Vorsprünge, die in das Bindegewebe hineinragen. Diese Vorsprünge sind immer rundlich, meist halbkugelig, bestehen aus oft unver-
änderter Knorpelsubstanz und gelegentlich guterhaltenen Knorpelzellen. Oft sind diese
aber auch sehr matt, die Kerne ungefärbt, nur noch Schatten darstellend, die daneben
liegende Grundsubstanz heller als der normale Knorpel, so daß es keine Frage ist, daß hier
Teile der Randpartien im Zugrundegehen begriffen sind. In den Buchten, die durch diese
Knorpelvorsprünge entstehen, liegen sehr oft die vollsaftigen Bindegewebszellen, wie die
Osteoclasten in Knochen, jedoch vermißt man jegliche Riesenzellenbildung, ja an einigen
Stellen liegt das feinfaserige Bindegewebe ganz fest der Knorpelwand der Herde an. — Der
Ausgangspunkt des ganzen Herdes ist zweifellos das Perichondrium: in ihm ist, fast stielartig das lockere zellreiche Bindegewebe zu erkennen, welches in den Knorpel hinein sich
erstreckt und sich in dem Herd ausbreitet. Auch sieht man hier, vom Perichondrium ausgehend, vereinzelte, sehr deutliche Capillargefäße, welche, den Knorpel in horizontaler Richtung durchbohrend, tief in seine Substanz hineingehen. Sie haben alle an ihrer Außenwand
feine *bürstenartige Ausläufer,* die aber nicht etwa aus Gewebe bestehen, sondern nur aus veränderter Knorpelsubstanz. Die letztere ist nämlich absolut ungefärbt und hebt sich sehr
scharf von der violett gefärbten normalen Grundsubstanz ab.

Ähnliche Herde, nur etwas kleiner, sind noch mehrfach innerhalb beider Thyreoidknorpel
anzutreffen: auch sie zeigen die gleichen Knorpeldefekte, angefüllt mit zartem Bindegewebe,
in dem einige feine Capillaren und große, meist feingekörnte Zellen zu erkennen sind. Von
Knochenneubildung oder Kalkablagerung keine Spur. Von *Tuberkulose* oder entzündlichen
Prozessen, Rundzelleninfiltration usw., ist im weiten Umkreis der Herde nichts zu sehen!
Die tuberkulöse Erkrankung ist hier eine Schleimhautaffektion und geht nicht einmal in
die Muskulatur. Letztere zeigt in der Höhe des Musculus vocalis, in welcher der Knorpelherd
liegt, lediglich eine geringfügige diffuse Zellinfiltration, aber auch nur in den submukösen
Schichten.

In der Platte des *Ringknorpels* fanden sich einige Herde, die zwar eine gewisse Ähnlichkeit mit den geschilderten hatten, aber doch etwas anderes darzustellen schienen. Es waren
das ebenfalls Defekte im Knorpel, deren Randpartien ebenfalls aus knorpeligen Halbkugeln

bestanden, aber im Innern ganz anders aussahen. Das Bindegewebe, welches den Hauptteil des Herdes darstellt, war viel zarter, fast schleimig zu nennen, die Gefäße in ihm außerordentlich spärlich, und die Zellen nur in einzelnen Exemplaren nachzuweisen. Sie waren ziemlich klein, blaß, rundlich und hatten gar keine Ähnlichkeit mit den im Thyreoid-Herde angetroffenen. Wenn also diese beiden Bindegewebsherde im Knorpel auch keine Ähnlichkeit hatten, so war doch in beiden das Knorpelgewebe völlig zugrunde gegangen. Ähnliche Stellen wie hier im Krikoid fanden sich noch vereinzelt im Schildknorpel.

Die Ulceration der hinteren Wand geht stellenweise bis auf den Aryknorpel unter Einschmelzung des Perichondriums, welches hier durch Eiterkörperchen und käsige Substanz ersetzt ist. Weiter in der Tiefe die oft geschilderte Thrombolymphangitis; die Lymphgefäße deutlich kenntlich an der eigentümlichen Form mit Ausbuchtungen und Einkerbungen, in ihrem Innern Fibrin, Lymphocyten und hyaline oder käsige Substanz. An den Muskelbündeln reichlich zellige Infiltration mit Auseinanderdrängung der Fasern. Letztere haben zum Teil die Querstreifung verloren, seltener die Längsfibrillen, die Faser ist dann etwas gequollen, stark glasig und transparent.

L. 38.

R. männlich, 41 Jahre.

Makroskopisch beiderseits Infiltration der Stimmbänder, rechts mit Ulceration.

Mikroskopisch sieht man an der vorderen Commissur einen dicken bürzelartigen Vorsprung von ungefähr Erbsengröße, der frei ans Lumen angrenzt. Er ist mit Schleimhaut bedeckt, besteht aus Bindegewebe, reichlich Schleimdrüsen und einer Reihe von Tuberkeln ohne Verkäsung. Dicht darunter ein typisches tuberkulöses Geschwür, welches bis an das Thyreoid hineingeht (s. u.).

An Stimm- und Taschenbändern leichte Infiltration mit Rundzellen und einige wenige subepitheliale Tuberkel. Am linken Taschenband ein flaches Ulcus ebenso am rechten Stimmband. Ein tiefes Geschwür an der hinteren Wand, welches das Perichondrium des Aryknorpels durchsetzt und den Knorpel partiell zerstört hat.

An beiden MORGAGNIschen Ventrikeln Epithel wohl erhalten, subepithelial einige wenige typische Tuberkel, aber mehrere zweifellos präformierte Gefäße, deutlich kenntlich an der scharf begrenzten Wand und dem zweifellosen Endothel. Sie sind prall gefüllt mit Fibrin, Lymphocyten und feinkörnigem, käsigem Material, wie es schon mehrfach in anderen Fällen geschildert wurde. Auch sie sind nach der äußeren Form mit größter Wahrscheinlichkeit als Lymphgefäße anzusprechen.

Die Schleimdrüsen bzw. die Ausführungsgänge zeigen hier, besonders im Ventrikel meist eine besondere Veränderung: schon die Drüsenläppchen werden vielfach durchsetzt und umgeben von Rundzellen und zeigen in ihrem Innern dicke, hyaline Klumpen und Kugeln, besonders zu bemerken ist aber die Alteration der Ausführungsgänge. An diesen war der Epithelschlauch entweder partiell oder total ausgelöst oder abgehoben von seiner bindegewebigen Hülle. Das Lumen war zwar erhalten und wohl begrenzt von seinem intakten Cylinderepithel mit gut färbbarem Kern, aber es war stark deformiert, seitlich eingedrückt, so daß der Querschnitt sanduhrförmig oder ganz unregelmäßig war. Gefüllt war das Lumen mit einer Menge von kleinen und großen Zellen, Zell- und Kerntrümmern und hyalinen Kugeln. Die gleichen Massen lagen in dem Spalt oder Raum, welcher durch die Ablösung des Epithelschlauchs vom Bindegewebsschlauch entstanden war. Schwer zu sagen ist, ob die Basalmembran mit abgelöst war, doch schien es so, denn die palisadenförmig aufgestellten Cylinderzellen hatten niemals die Kontinuität mit ihren Nachbarn verloren, so daß weder auf der äußeren noch auf der inneren Oberfläche ein Defekt aufzufinden war. Diese ganze Veränderung der Ausführungsgänge lag nun nicht etwa in nächster Nähe von Tuberkeln oder auch nur entzündlicher Infiltration, im Gegenteil, die ganzen erkrankten Schläuche wurden eingeschlossen von einem ziemlich derben und nicht sehr zellreichen Bindegewebe, welches sie ringförmig umschloß.

Knorpelveränderung fand sich hier in geringem Maße an Schildknorpel und im größeren Umfange an den Aryknorpeln. An ersterem war es nur eine kleine Stelle unten an der vorderen Commissur, welche erkrankt war. Hier lag ein nicht sehr großes, aber tiefes Geschwür, welches die ganzen Weichteile perforiert hatte und auch die Corticalis des verknöcherten Thyreoids zerstört hatte. Man sah hier das Granulationsgewebe des Geschwürsgrundes durch den Knochen hindurchgehen und im Knochenmark enden. An der Fistelwand keine typischen HowsHIPschen Lacunen und keine Riesenzellen, sondern nur kleine Grübchen im Knochen mit kleinen einkernigen Elementen. In ähnlicher Weise war der ulcerative Prozeß auf die beiden Processus vocales des Aryknorpels übergegangen, nur war hier noch mehr Knorpelsubstanz erhalten als im Thyreoid. An ihr sah man sehr schön das Eindringen der Lymphocyten, das Straßenbilden, das Isoliertwerden einzelner Knorpelstücke und konnte schließlich sehr schön feststellen, wie in dem Granulationspolster einzelne sequestrierte Knorpelstückchen lagen, deren Zellen und Kerne zum Teil schon abgestoßen, zum Teil noch wohlerhalten waren. Im ersten Falle sah man nur Schatten von Zellen oder völlig homogene Grundsubstanz, in letzteren oft noch gute Kernfärbungen an den Knorpelelementen. Das Granulationsgewebe war an dieser Stelle völlig unspezifisch, enthielt also keine Tuberkel, keine Riesenzellen und keine Verkäsung.

L. 39.

Makroskopisch normaler Kehlkopf. Epiglottis und Stimmbänder auf Horizontalschnitten:

Mikroskopisch sowohl an den letzteren wie am Kehldeckel nichts von tuberkulösen oder entzündlichen Veränderungen zu entdecken.

Tuberkulose des Siebbeins.

K. Barbara, 38 Jahre, seit zwei Jahren Anschwellung der linken Nasenseite, Kopfschmerzen und Druckgefühl der Stirn.

Status: Unterhalb des linken Auges etwas gerötete aufgetriebene Stelle, in der Mitte eine granulierende Fistel, durch die man weit in die Nase auf rauhen Knochen kommt. Innere Nase links starke Deviatio, in der Gegend der mittleren Muschel etwas eitriges Sekret. Röntgenaufnahme: linke Kieferhöhle, Siebbein und Stirnhöhle etwas verschattet. Probepunktion der linken Kieferhöhle o. B.

Operation: Umschneidung der Hautfistel und Excision, große Fistel im Knochen, Abtragung der Ränder, Ausräumung des ganzen z. T. käsigen Siebbeins, Freilegung der vorderen Keilbeinhöhlenwand, welche frei von Veränderungen ist. Naht.

Der weitere Verlauf war günstig, die Wunde heilte primär, und jetzt hat Patientin außen eine lineare Narbe, innen noch leichte Krustenbildung; keine Beschwerden.

Mikroskopische Untersuchung der exstirpierten Siebbeinteile. Das Epithel ist nur an wenigen Stellen erhalten als schönes, hohes flimmerndes, Cylinderepithel, an anderen Stellen weitgehende Defekte, die mit Granulationsgewebe ausgefüllt sind. An ihnen einige typische Tuberkel mit LANGHANSschen Riesenzellen, sehr scharf abgegrenzt gegen das umliegende Granulationsgewebe. Verkäsung findet sich hier in ganz geringem Maße, Drüsenschläuche sehr spärlich, gelegentlich stark dilatiert, mit Schleim gefüllt. Auch dort, wo *kein* Granulationsgewebe liegt, ist die Schleimhaut keineswegs normal: entweder sie ist stark hydropisch und von Rundzellen durchsetzt, oder sie zeigt außerordentliche starke Zunahme des Bindegewebes. Das letztere zieht teils in derben festen Strängen durch das Gesichtsfeld, teils ist es lockerer Natur, zeigt feine schlanke Fibrillen oder Bänder und enthält in den interfibrillären Räumen massenhafte Zellen. Die letzteren sind teils kleine Lymphocyten, teils gelapptkernige größere Leukocyten. Unter ihnen aber finden sich hier massenhafte Pigmentzellen. Die letzteren sind immer sehr groß, niemals rund, sondern kolbig, dreieckig, vieleckig unregelmäßig geformt und enthalten ein feinkörniges gelbes Pigment. Stets sind sie mit mehr oder weniger langen Spitzen oder auch plumpen Ausläufern versehen, die sich weit ins Gewebe erstrecken. Diese Pigmentzellen haben stets einen einzigen ovalen großen Kern, der sich gut färbt. Sie liegen niemals in dem Granulationsgewebe, auch nicht in dem derben Bindegewebe, sondern nur in dem lockeren Bindegewebe, welches zum Teil etwas ödematös ist. Das feste Bindegewebe ist viel zellärmer, besteht aus breiten Bändern, die sich zu derben Strängen zusammenfügen, in welche nur wenige spindelige Bindegewebszellen eingelagert sind. Diese derben Bindegewebspartien liegen gewöhnlich dem Granulationsgewebe fest an, während die lockeren weiter von ihm entfernt sind.

Sehr starke Veränderungen fanden sich am Knochen. In den Markräumen sieht man einige deutliche Tuberkel, außerdem aber Granulationsgewebe ohne die typischen Elemente der Tuberkulose. Mit diesen Gewebsteilen eng vereint fand sich eine größere Menge von Bindegewebe innerhalb der Markräume. Dieses Bindegewebe war zwar in der Nähe des Granulationsgewebes im Zentrum der Höhlen noch ziemlich zellreich, nach dem Knochen zu wurde es viel zellärmer, streifig und glich vollständig einem fibrösen Knochenmark. Die zellreicheren Partien bestanden aus einem sehr lockeren mit dünnwandigen Venen versehenen Bindegewebe, während das zellärmere Bindegewebe aus derben festen Streifen und Bändern bestand, in welchem sehr dünne oft fadenförmige Bindegewebszellen eingelagert waren. Hier war das fibröse Mark geradezu *schwielig* zu nennen. Der *Knochenrand* an diesen Markräumen hing mit diesen Bindegewebsfasern fest zusammen, ist selten glatt, oft lacunär ausgezähnt, oder doch uneben und zeigt gelegentlich zweifellos jugendlichen, festaufgelagerten Knochen, deutlich vom alten Knochen getrennt durch eine blaue Kittlinie. Die Knochensubstanz zeigt auch noch sehr starke Veränderungen: Resorptionserscheinungen, Appositionsvorgänge und Sequestrierung. Die Einschmelzungserscheinungen sind am stärksten in denjenigen Partien, welche ein sehr zellreiches Mark- oder Granulationsgewebe an Stelle des Periostes zeigen, besonders an denjenigen Stellen des Granulationsgewebes, welche noch von etlichen Tuberkeln durchsetzt sind. Hier sieht man schöne Lacunen, wie mit dem Locheisen herausgestanzt. Die Lacunen sind ziemlich klein, enthalten nur sehr selten vielkernige Osteoclasten, meist je eine einkernige Zelle mit einem großen Kern. Die Knochenneubildungsvorgänge treten bedeutend in den Hintergrund, sind aber deutlich vorhanden. Das Osteoid liegt, mit Osteoblasten besetzt, meist noch in den Lacunen, während der fertige neugebildete Knochen (s. o.) meist in glatter Fläche an den alten Knochen anstößt. Feine, baumartige Verzweigungen von neugebildeter Knochensubstanz sehr selten. *Sequester* finden sich reichlich im Bindegewebs- bzw. Granulationsgewebe, oder liegen auch frei in eitrigen oder käsigen flüssigen Massen. Sie sind oft kernlos, lassen aber meist noch die Gestalt der Knochenkörperchen deutlich erkennen. Selten sind sie völlig hyalin, ohne daß von der alten Knochenstruktur noch etwas zu bemerken war. Fast immer zeigen sie an ihren Rändern deutliche scharf geschnittene Lacunen, in denen einkernige Zellen, rote Blutkörperchen, Bindegewebszellen liegen, gelegentlich sind sie auch ganz leer. Diese sequestrierten oder vielmehr abgestorbenen Knochenstückchen sind zuweilen nur partiell isoliert, stehen also noch an irgendeinem Ende im festen Zusammenhang mit dem lebenden Knochen, der noch Knochenkörperchen, d. h. Osteocyten, kleine Gefäße und gute Lammellierung aufweist, während ein fest damit in Zusammenhang stehendes Knochenstück völlig homogen erscheint, keine Lamellen, keine Osteocyten, keine Gefäße, höchstens noch einige wenige leere Knochenhöhlen zeigt, also sicher völlig *abgestorben* ist. Am Rande vieler dieser toten Knochenstücke sieht man nicht selten eine deutliche lacunäre Resorption und, was das Merkwürdigste ist, in einem Teil der Lacunen zweifellos Neubildungsvorgänge, richtiges Osteoid, welches sich sehr scharf gegen den alten Knochen abgrenzt. Beides, Resorption der Sequester und Apposition des Osteoides in den Lacunen geht von dem umgebenden Granulations- bzw. jugendlichen Bindegewebe aus, welches die Sequester eng umschließt. Auch freie *Knorpelsequester* konnte man gelegentlich hier liegen sehen, sie waren vollständig vom Perichondrium entblößt, hatten nur schlecht oder gar nicht gefärbte Kerne, zeigten stellenweise eine Verflüssigung der Grundsubstanz und waren am Rande mit halbmondförmigen Lacunen versehen, in denen allerdings keine Chondroclasten mehr lagen.